DEAR GOOD MORNING

Bezoek www.levboeken.nl voor informatie over al onze boeken.
Volg @Levboeken op Twitter en bezoek onze Facebook-pagina:
www.facebook.com/LevBoeken.

LIENKE DE JONG

DEAR GOOD MORNING

DE SUCCESFORMULE OM WÉL ELKE OCHTEND FIT EN ENERGIEK OP TE STAAN

Lev.

Deze uitgave kwam tot stand door bemiddeling van Maarten Boers Literary Agency

Omslagontwerp
Linda Sier, lindasier.nl
Omslagbeeld
Jordi Sloots (voorkant) en Lonneke Noordeloos (zijflap)

ISBN 978 94 005 1266 5
NUR 770

Vierde druk, januari 2021

Dit boek is opgedragen aan iedereen die fit en energiek
uit bed wil springen en meer uit het leven wil halen

Goedemorgen!

Dit boek is gemaakt voor mensen die denken: kan ik ook met enthousiasme opstaan? Meer energie voelen en gewoon wat fitter zijn? Minder het gevoel hebben geleefd te worden en meer zélf leven? Dit boek is jouw handleiding voor die nieuwe levensstijl: een verzameling van alle ervaringen, kennis, onderzoeken en interviews die ik de afgelopen jaren heb verzameld voor en dankzij mijn online platform Dear Good Morning.

Dit boek is voor iedereen die meer tijd wil hebben. Dat kan al met simpele dingen. Een kwartiertje of een halfuur eerder opstaan in de ochtend. Vijf minuutjes kan zelfs al genoeg zijn om net even het idee te hebben dat je meer tijd hebt. Je hoeft niet je hele leven om te gooien en je zult ook niet gaan denken: ben ik in een sekte beland? Een Dear Good Morning-sekte die me verplicht om om 6.00 uur uit bed te komen en een strak (sport)schema te volgen? Nee, het is een handboek waarin jij een ochtendroutine gaat opstellen die past bij jouw levensstijl, met extra tijd voor jezelf. Een ochtendroutine waardoor je fitter, gelukkiger en succesvoller zult worden op jouw eigen manier.

Dit boek is voor iedereen die succes wil. En dat is voor iedereen haalbaar, zolang je jezelf maar een schop onder je kont geeft. Want dat is natuurlijk stap 1 als je iets wilt. Nou ja, eigenlijk is het stap 2; je moet eerst uit bed springen om jezelf succesvol te maken. Alleen jij kunt die veranderingen aanbrengen, en dit boek gaat je erbij helpen. Ik ga je helpen in vier stappen: ik leer je eerst beter slapen, zorg ervoor dat je eerder uit bed springt, ik zet je in beweging en zorg er ten slotte voor dat je motivatie blijft houden. Tijdens dit stappenproces geef ik je een schop onder je kont waar nodig en overlaad je met complimenten wanneer het goed gaat. Het kan niet anders dan dat je hetzelfde enthousiasme gaat voelen als ik ervaar. Door die motivatie, energie en positiviteit word je succesvoller, wacht maar af!

Dit boek is voor iedereen die net zo is zoals ik was. Een chagrijnige meid die 's nachts opleefde en tot in de middag in bed bleef liggen als het even kon, wallen tot aan mijn kin. Ik ben totaal veranderd en als ik het kan, kun jij het al helemaal. Ik heb mijn leven volledig omgezet naar de ochtend; iets wat ik nooit voor mogelijk had gehouden.

Dit boek is voor mensen die meer structuur willen en elke ochtend met een frisse start willen beginnen. Voor de twijfelaars, de overtuigde ochtendmensen en de absolute avondmensen. In welke categorie je ook valt, je kunt gelukkiger, fitter en succesvoller zijn met de stappen die ik deel in dit boek.

Dit boek is voor jou, lieve lezer. Ik zal je enthousiasmeren met mijn verhalen en je vertellen hoeveel de ochtenden niet alleen mij, maar ook anderen hebben gebracht. Uiteindelijk beslis jij zelf wat voor jou werkt of niet, maar ik garandeer je dat je het verschil kunt maken. De sleutel ligt in jouw handen. Ga ervoor en neem de ochtend terug.

Zoals ik altijd zeg: 'Niet zeiken, gewoon doen.' Klinkt *cruel*, maar aan het einde van dit boek snap je wat ik bedoel.

Dikke high five,

Lienke

Inhoudsopgave

- Wie is die gek op de voorkant? 13
- De succesformule 17
- De DGM-checklist 19
- De meest voorkomende excuses 21
- Hoe zit het met avondmensen? 25
- Dear Good Morning-community 27

Stap 1

BETER SLAPEN

- Waarom is slaap zo belangrijk? 33
  - *De voordelen van goed slapen* 34
  - *Een nachtje overslaan, is dat erg?* 35
- Je slaapcyclus 39
- Zoveel uur slaap heb je nodig 43
  - *De schaal van slaapuren* 43
  - *Verschillende uren per leeftijdsgroep* 44
- Iedereen heeft een ander (gekozen) ritme 47
  - *Hoe werkt je biologische klok?* 47
  - *Je biologische klok in de war* 48
- Ontdek je natuurlijke ritme 51
- Vul de opdrachten in 57
- Actieplan voor beter slapen 59

Tools voor overdag 59
Tools voor het slapengaan 60
- Onregelmatig ritme 65
Wisselende diensten en nachtwerk 65
Jetlag 67
Slaap inhalen 68
Powernap 68
Snoozen 69
- Geduld is een schone slaap euh... zaak! 71

Stap 2

EERDER OPSTAAN

- Hoe het ook kan... 78
- Waarom jij eerder moet opstaan 81
- Bereid je ochtend voor 85
Kies jouw moment uit 85
Zet alvast klaar wat je nodig hebt 87
Je wekker zetten 87
- Elke minuut van de ochtend benutten 89
- De 15-seconderegel 91
Complimenten uitdelen en lachen met jezelf 95
Miss Schouderklopjes 97
Hardop uitspreken wat je wilt 97
Enthousiasme steekt aan 99
Bewegen in plaats van stilstaan 101
- Voor de diehards 105
Koud douchen 105
Work-outchallenges 106
Huishoudelijke taak 107

Stap 3

FITTER WORDEN

- Sport als moment suprême 113
- De waarde van sport 117
- Jouw sportmoment in de ochtend 123
    - *Beginfase* 124
    - *De langsporters* 129
    - *Wat kies jij?* 132
- Het belang van een doel 135
- De eerste keer is gewoon eng 137
- Een sportief ontbijt 139
- Fit op alle leeftijden 141
- Vandaag even niet! 143
- Je bent geen ochtendrobot 149

Stap 4

GEMOTIVEERD BLIJVEN

- Hoe werkt motivatie? 155
- Je mindset 163
    - *Een negatieve mindset* 163
    - *Zelfacceptatie* 164
    - *Jij hebt de keuze: doorzetten of niet?* 166
- Focus houden 169
    - *Monkey mind* 169
    - *Afleiding verbannen* 171
    - *Toch last van een dipje?* 173
- De motivatierotonde 175
- Geef jezelf 66 dagen om te oordelen 179

- Er een gewoonte van maken 185
    - *Don't break the chain* 185
    - *Maak een moodboard* 187
    - *Vier je ochtenden en successen* 188

- Vul je ochtendschema in 191
- Wanneer ben je een ochtendmens? 193
- Een sprong in het diepe 195
- Opdrachten – Beter slapen 197
- Opdrachten – Eerder opstaan 201
- Opdrachten – Fitter worden 207
- Opdrachten – Gemotiveerd blijven 213
- Jouw DGM-ochtendroutineschema 217
- Succesverhalen 223
- Dankwoord 239
- Bronnen 241

Wie is die gek op de voorkant?

Ja, hoi! Dat ben ik. Mijn naam is Lienke, op het moment van schrijven 29 jaar en oprichtster van het online platform Dear Good Morning. Met mijn online platform bereik ik dagelijks meer dan honderdduizend mensen, die ik mag motiveren om eerder uit bed te komen om te sporten. Dit lukt aardig, want sinds 2016 is Dear Good Morning – wat ik in het boek ook weleens zal afkorten als DGM – mijn fulltimebaan. Ik leef van mijn hobby: sporten op de vroege morgen. Inmiddels heb ik een heel team achter mij staan dat mijn online platform draaiende houdt en sinds 2019 heb ik zelfs een DGM-kantoor. En dat allemaal met eerder opstaan? Ja. Gewoon eerder uit bed komen en je zult merken hoe tof de wereld gaat zijn.

Maar zo ben ik niet altijd geweest. Zoals je straks zult lezen was ik vroeger bepaald geen ochtendmens. Hoe ik er op het omslag uitzie, zo voelde ik me altijd. Je herkent het vast: de wekker gaat en je moet alweer je bed uit. Op je werk hou je met moeite je ogen open en in het weekend wil je zo lang mogelijk in bed blijven liggen. Been there, done that.

Elke keer als ik een weekend terug naar Fryslân ga, naar mijn roots, zegt mijn moeder: 'Lien, weet je nog hoe je vroeger was? Je wilde nooit uit bed en liep de hele dag in je pyjama rond. En zie nu! Mooi, hè, die ochtenden?' Mijn ouders zijn altijd enthousiaste ochtendmensen geweest. Niemand wil zijn ouders achternagaan. Maar in 2014 is het dan toch gebeurd.

Ik was afgestudeerd aan de Hogeschool voor de Kunsten in Utrecht voor de opleiding Kunst & Economie, waar ik was klaargestoomd voor een baan bij de televisie, mijn droombaan sinds mijn twaalfde. In het derde jaar liep ik stage bij EndemolShine Nederland en direct mocht ik er blijven werken. Mijn droom kwam uit en elke ochtend, ook na al die jaren, kreeg ik als ik het plein voor het gebouw op liep kippenvel. *Ik werk gewoon bij de televisie.* Het wereldje was pittig, dubbele uren maken, veel reizen en continu brandjes voor de opnames blussen.

Door de jaren heen merkte ik wel dat ik sneller moe was. Ik sliep slecht, mijn avondeten bestond vaak uit een zak popcorn die je in een paar minuten klaar had in de magnetron en als ik in de spiegel keek dacht ik: waar is die vrolijke Lienke van vroeger? Je hebt je droombaan, waarom heb je dan zo weinig energie? Of ben je gewoon zo als je volwassen wordt? Bestaat het leven dan alleen uit opstaan, werken, eten en slapen?

Dat mijn ouders zo actief waren op de vroege morgen knaagde aan me. Zij werkten ook fulltime, maar het leek alsof ze zeeën van tijd hadden voor hun hobby's. Mijn ouders moeten me onbewust een voorbeeld hebben gegeven. Ik kan anders ook geen reden bedenken waarom ik heel spontaan in april 2014 besloot om mijn wekker om 7.00 uur te zetten om te gaan hardlopen. Normaal ging mijn wekker om 8.00 uur, om vervolgens dertig minuten te hebben en elke keer net op tijd de trein van 8.58 uur naar Amsterdam Bijlmer te halen. Mijn ouders motiveerden me meteen, mijn vrienden lachten me uit. Alsof dat me ooit zou lukken. Juist dat triggerde mij om het wel te doen.

En daar ging ik.

Eigenlijk was het helemaal niet slim wat ik deed. Als een klein meisje – zo voelde ik me met mijn 1 meter 63 – rennend via de Vleutenseweg richting de gele brug. Het was mistig en Utrecht kende ik nog niet heel goed, zeker het gebied na de gele brug niet. Ik rende maar, en nog hard ook. Ik dacht na tien seconden al dat ik niet meer kon, maar ik wilde door. Ik wilde minimaal een halfuur bezig zijn. Ik stelde gelijk een doel voor mezelf. Die man met de hamer kwam niet. Ik kreeg juist een kick. Ik rende en rende en mijn misselijkheid verdween. Wat, ik voel me wakker en... fit? In de verte zag ik een wielrenner, als enig levend wezen op de vroege morgen. Ik zag mijn leven aan me voorbijflitsen. Ja hoor. Morgen sta ik in de krant. HARDLOOPSTER VERMIST. Met zo'n ondertitel van: *Jong, onwetend meisje rent om 7.00 uur in de ochtend door het gevaarlijke Utrecht, in de mist.* Vroeg ze er zelf om? Vast wel. Ze had het kunnen weten. Gewoon doen alsof ik hem niet zie en stug doorrennen, dacht ik nog. Toen de wielrenner bijna achter me was, zat mijn hart in mijn keel. Nou kwam dat ook door het rennen, maar toch... De wielrenner reed me op hoge snelheid voorbij, stak zijn duim op en zei: 'Goed bezig op de vroege morgen, jij bent een voorbeeld voor anderen!' En weg was-ie. En ineens... rende ik een stuk harder.

Om mezelf te motiveren maakte ik elke morgen een selfie en plaatste die op social media. Een verzameling voor mezelf, maar ook om aan mijn familie en vrienden te laten zien hoe goed ik bezig was. *Geef dit meisje wat complimenten, kijk eens wat ze doet!* Elk compliment hielp mij om er de volgende ochtend te staan, maar ook de vele vragen die ik kreeg – 'Maar hoe laat ga je slapen dan?' – inspireerden me om meer te vertellen over mijn ochtenden. Dear Good Morning was geboren. Met een simpele Wordpress-template begon ik met al mijn ochtendenthousiasme en ik voelde me een expert op het gebied van de ochtend. Work-outs, tips en persoonlijke verhalen om mensen te motiveren hetzelfde te doen. Maar ook de onzekerheden die ik kreeg als collega's of vrienden zeiden dat ik was doorgeslagen, me overdreven vonden of dat ik simpelweg ongezond was geworden met zo vroeg opstaan en sporten.

In 2014 studeerde ik af, terwijl ik ook al fulltime bij EndemolShine Nederland werkte.

Het was aanpoten, maar mijn afstudeeropdracht was geweldig, want ik mocht afstuderen met een ondernemersplan. Je raadt het al: dat deed ik met Dear Good Morning. 'Hoe kan ik mensen online positief beïnvloeden?' was mijn eindvraag en ik kan je nu zeggen: dat is inmiddels aardig gelukt. In hetzelfde jaar nam ik een lange break van mijn werk om een tijd in Kopenhagen te wonen. Dromen over DGM, over de toekomst en de ochtenden.

In 2016 merkte ik dat ik meer energie kreeg van mijn blog dan van ander werk. Ik kreeg het steeds drukker met bedrijven die wilden samenwerken en artikelen wilden plaatsen op mijn goedlopende blog, lezingen die ik mocht geven en events die ik op uitnodiging bijwoonde. Na veel twijfels en angsten sprong ik in het diepe en zei mijn baan op om volledig voor Dear Good Morning te gaan. Dit was de beste keuze die ik ooit heb gemaakt. Kan ik echt gewoon van een blog leven en betaald krijgen om mensen enthousiast te maken om eerder uit bed te komen?

Ja.

Inmiddels zijn we vier jaar verder, heb ik een team waarmee ik samenwerk, een eigen kantoor en als kers op de taart dit boek. Tsja, het kan gek lopen. Als puber sloeg ik de ochtend liever over, nu is het mijn baan en mijn passie. Nu wil ik graag mijn kennis en ervaringen met jou delen om je te inspireren en te motiveren om ook eerder uit bed te komen. Eigenlijk is het letterlijk je ogen openen om aan de slag te gaan met je dromen. Ik kan niet meer zonder een energieke en sportieve ochtend. En ik durf te wedden: jij straks ook niet.

De succesformule

In dit boek ontdek je de succesformule van Dear Good Morning, het stappenplan om wél elke morgen fit en energiek op te staan. De succesformule is opgedeeld in vier stappen. Als je deze vier stappen doorloopt, merk je dat je zoveel meer in het leven kunt en wilt bereiken. Daar ben ik samen met duizenden mensen die al jarenlang een eigen ochtendroutine toepassen het levende bewijs van.

DE SUCCESFORMULE

Beter slapen + eerder opstaan +
fitter worden + motivatie houden =
een enthousiast en succesvol leven

Zo simpel is het.

Elk hoofdstuk in dit boek staat gelijk aan een stap van de succesformule. Aan het eind van elke stap vind je een opdracht om jouw ochtendschema uiteindelijk helemaal in te vullen. Deze vind je op pagina 217-219; blader maar eens door. Aan het einde van dit boek heb je een DGM-ochtendroutine gecreëerd! Een routine die perfect bij jou past. En het belangrijkste: je krijgt handvatten mee om er je levensstijl van te maken. Je wilt nooit meer zonder als je merkt hoe je leven positief verandert.

De DGM-checklist

Voordat je begint aan het invullen van je persoonlijke ochtendroutine, wil ik je graag vragen te bevestigen waarvoor je aan de slag gaat. Kruis onderstaande vakjes aan die voor jou relevant zijn. En beloof jezelf vol te houden totdat je deze doelen bereikt hebt, oké?

☐ Ik zou graag beter willen slapen.
☐ Ik wil wakker worden en me uitgerust voelen.
☐ Ik wil elke ochtend denken: yes, klaar voor een nieuwe dag!
☐ Ik wil me fitter voelen en zin hebben om te sporten.
☐ Ik wil gezonder leven.
☐ Ik wil me productiever voelen.
☐ Ik wil me mentaal sterker voelen.
☐ Ik wil meer lef hebben.
☐ Ik wil me voldaan voelen aan het eind van de dag.
☐ Ik wil mijn motivatie zo lang mogelijk blijven vasthouden.
☐ Ik wil openstaan voor nieuwe impulsen.
☐ Ik wil meer grip hebben op mijn leven.
☐ Ik wil me gelukkiger voelen.
☐ Ik wil me energieker voelen.
☐ Ik wil net zo enthousiast als Lienke worden.

Die laatste is natuurlijk een grapje, maar ik hoop dat je meer dan de helft van deze checklist hebt aangekruist. Dan heb je er goed aan gedaan om dit boek op te pakken!

De meest voorkomende excuses

Je bent klaar om aan de slag te gaan, heel goed! Je zult veel successen gaan vieren, maar ook een paar hobbels op de weg tegenkomen. Om te voorkomen dat je met jezelf gaat discussiëren of je wel of niet moet doorgaan met eerder opstaan en je ochtendroutine, wil ik graag de meest voorkomende excuses bespreken. Want de meeste excuses kunnen direct weerlegd worden.

Ik heb geen tijd

Je ochtendroutine bestaat uit enkele minuten tot een uur. 'Geen tijd' is dus de grootste smoes, die ik helaas nog steeds te vaak hoor. Sterker nog, door eerder uit bed te komen creëer je méér tijd voor jezelf. Maar begrijp me niet verkeerd, ik kan heel goed in gedachten komen als: *hoe moet ik in hemelsnaam nog gaan sporten, ik ben al zo druk?* Wie heeft er tegenwoordig geen drukke agenda? Maar je hebt wel tijd voor Instagram? LinkedIn? De krant? Op de wc chillen en extra lang douchen of netflixen? Mooi, dan heb je ook tijd voor de ochtend. Gebruik dit alsjeblieft nooit meer als excuus, want dan kom ik je hoogstpersoonlijk opzoeken om je uit bed te slepen.

Ik heb meer vrije tijd in de avond

Ik hoop van harte dat je ook een fijne avondroutine hebt. Eentje waardoor je tot rust komt en die je kan voorbereiden op een lange en diepe nachtrust, maar ook eentje die je genoeg ruimte biedt voor sociale contacten. Heb je 's avonds juist meer tijd dan 's ochtends en sport je liever na je werkdag? Dat is niet zo slim, want na inspanning is je hartslag en stofwisseling hoger dan normaal en zul je moeilijker in slaap komen. Daarnaast heb je in de avond zoveel afleidingen, waardoor je sneller geneigd bent om sporten naar de volgende dag te schuiven. Er moet nog boodschappen gedaan worden, er moet gekookt worden, liefst ook nog even wat in het huishouden worden gedaan, en je kinderen of huisgenoten willen ook gezellig kletsen, wellicht met een wijntje? Ach, dat rondje hardlopen kan dan ook net zo goed morgen, je wilde namelijk ook nog even je favoriete serie afkijken. Door eerder op te staan en direct te sporten, voel je je in de avond rustiger. Je hebt al veel gedaan. Als je dan 's avonds je serie gaat kijken, zul je daar extra van genieten, omdat je jezelf die rust gunt.

Ik vind sporten niet leuk

Sporten niet leuk vinden is net zoals eten niet lekker vinden. Kijk in de supermarkt en je vindt hoe dan ook iets wat je lekker vindt. Zo werkt het ook met sport. Er zijn zoveel soorten dat er echt wel iets tussen zit wat je leuk vindt. Verder kijken dan je neus lang is noemen ze dat. Je hoeft niet te gaan hardlopen of naar de sportschool te gaan, je kunt ook gaan wandelen, skeeleren, yogaën, hoelahoepen of koprollen in de achtertuin. Ik kan het zo gek niet bedenken, zolang je maar iets doet wat actief is. In stap 3 zal ik je tips geven om uit te zoeken welke sport je leuk vindt. En die is er.

Ik heb kinderen

De afgelopen jaren heb ik veel ouders geïnterviewd over hun ochtendroutines en ik weet ondertussen dat ook kinderen hebben geen excuus is om dit moment voor jezelf over te slaan. Jeroen Prinse, een trouwe volger van Dear Good Morning, zei mooi bondig: 'Je bent toch met zijn tweeën? Geen tijd vind ik geen excuus. Je moet het alleen beter plannen. Mijn vrouw en ik stemmen de sportmomenten goed af. Je hoeft er niet continu beiden voor de kinderen te zijn. Een moment voor jezelf is juist heel erg belangrijk. Dus dit is een slap excuus. Ik sta soms om 5.00 uur op.' Als je alleenstaande ouder bent, zijn er ook mogelijkheden. Zo interviewde ik Maud Jelmersma, die als alleenstaande moeder alsnog een geweldige ochtendroutine heeft. Haar verhaal vind je aan het einde van dit boek, bij de succesverhalen.

Ik ben te oud

De grootste onzin die er is. Je bent nooit te oud om een nieuwe gewoonte aan te leren. De mensen die ik de afgelopen jaren heb geïnterviewd variëren in leeftijd tussen de 18 en 68 jaar, en hebben allemaal een overduidelijk sportief ingestoken ochtendroutine. Zo was Jantine van Mourik op het moment van interviewen 67 jaar en hoewel ze met pensioen is, staat ze elke morgen op tijd op om te sporten. 'Door een actieve ochtend voel ik me beter dan "normaal". Het geeft me energie voor de hele dag. Ik ga twee of drie keer per week naar de sportschool en op de andere dagen wandel ik.'

Ik vind het écht veel te vroeg

Ik zeg niet dat je om 5.00 uur moet opstaan. Ik vraag je slechts om iets eerder dan normaal op te staan, op een tijd die goed werkt voor jou. En heel overdreven gezegd: de ochtend duurt tot 12.00 uur, dan ben je inmiddels wel op, toch?

Ik kan het gewoon niet

Alsjeblieft, dit is de laatste keer dat ik dit wil horen. Een van de mooiste quotes die ik ken, is die van Pippi Langkous: 'Ik heb het nog nooit gedaan, dus ik denk dat ik het wel kan.' Met die instelling mag je ook dit boek lezen, want waar een wil is, is een weg. Hoe lastig, spannend, geweldig het ook is: als je het wilt, kun je het!

Wanneer je op die eerste beruchte dag eerder uit bed bent gestapt, ongeacht met of zonder verdere ochtendroutine, dan heb je letterlijk de eerste stap al gezet. *You did it!*

Ik ben een avondmens

Ah, deze mensen slaan een heel interessante spijker op de kop en daar wil ik dan ook graag uitgebreid op ingaan. Zeker omdat het zomaar kan zijn dat je inderdaad écht een avondmens bent.

Hoe zit het met avond-mensen?

'Je kunt wel een missie hebben om van iedere Nederlander een ochtendmens te maken, maar ik ben echt een avondmens hoor, Lienke.' Ja, dat kan zeker! Maar dat betekent niet dat je elke ochtend met gesteun en gekreun hoeft op te staan. Elke keer als ik deze uitspraak hoor, steek ik het liefst van wal met een hele presentatie over de succesformule. Want ook avondmensen kunnen deze formule toepassen en een groot verschil maken in hun beleving van de ochtend.

Het blijkt dat zo'n 20 procent van de bevolking overduidelijk een ochtendmens is, 20 procent overduidelijk een avondmens en de overige 60 procent er ergens tussenin hangt. Ochtendmensen voelen zich op hun fitst nog voordat bij de meeste mensen de wekker afgaat. Bij avondmensen is dat het tegenovergestelde. Deze groep mensen is tussen 18.00 en 0.00 uur actiever, creatiever, en kan zich tijdens deze uren een stuk beter concentreren dan daarvoor. Avondmensen gaan ook het liefst pas rond middernacht of zelfs later slapen. Ben jij overduidelijk een avondmens? Jammer, dan is dit boek niet voor jou. Weggegooid geld helaas.

Grapje natuurlijk.

Zie het als een extra uitdaging om alsnog een energieke ochtend te hebben. Om eerlijk en bot te zijn: de maatschappij wil toch al dat je vroeg uit de veren springt, en de kans is klein dat je dit persoonlijk kunt omgooien. De hele maatschappij is gericht op ochtendmensen. Tijdens het schrijfproces van dit boek interviewde ik een aantal slaapexperts en het was dr. Winni Hofman die zo mooi zei: 'Ik denk dat wij alleen maar ochtendmensen in de politiek hebben, want anders kwamen er wel andere beslissingen omtrent hoe laat de scholen of werk zouden beginnen.'

Dr. Hofman gaf aan dat ik voorzichtig te werk moest gaan. Avondmensen hebben het in deze maatschappij niet makkelijk en daar heeft ze helemaal gelijk in. Toch is ook voor avondmensen een gezonde ochtendroutine van onschatbare waarde. Door structuur aan te brengen in je ochtend, en hoe kort dan ook, sportief te zijn op de vroege morgen, ga je zoveel energieker en vrolijker de dag door. Dit geldt zowel voor ochtendmensen als voor avondmensen.

Besef ook dat 60 procent van de bevolking tussen avond- en ochtendmens in hangt en de kans dus groot is dat je hierin valt. Ik dacht dat ik een avondmens was, en leefde volledig als een avondmens. Oké, ik had weleens mijn chagrijnige momenten, zat vaak niet lekker in mijn vel en kon erg snel uit mijn slof schieten, maar wie heeft dat nu niet? Ik sliep gewoon elke avond, dus daar kon het niet aan liggen, dacht ik. Goh, wat zat ik fout. Ik leefde als avondmens en mijn lichaam deed er alles aan om aan het door mij gekozen ritme te voldoen. Ik vertel je later meer over de biologische klok, maar het komt er simpelweg op neer dat ik dácht dat ik een avondmens was en dus alle activiteiten (inclusief sport) zo laat mogelijk op de avond deed. Jaren later ontdekte ik dat dit een zelfgekozen ritme was, dat helemaal niet paste bij mijn lichaam. Die rekening was ik aan het betalen met mijn (mentale) gezondheid. Gelukkig is het mogelijk om het ritme te vinden dat het best bij jou én de maatschappij past, zolang je de succesformule goed toepast en continu blijft checken hoe je je voelt. Als je iets wilt, is alles mogelijk. Dus ook een nieuw ritme aannemen.

DEAR GOOD MORNING COMMUNITY

Dear Good Morning is al sinds 2014 online actief. Duizenden mensen die dagelijks de website bekijken, inspiratie opdoen en hun ochtendroutine delen om zo ook anderen te inspireren. Het is een community geworden met energieke ochtendmensen die elke morgen weer dankbaarheid delen en laten zien wat ze voor work-out gaan doen. Het inspireert mij, het inspireert anderen, en dat is juist wat nou zo mooi is aan de community.

Deel jouw ochtendroutine en enthousiasme op social media met:

@deargoodmorning

#deargoodmorning

En help mee nog meer Nederlandse ochtendgekkies te verzamelen. Hoe meer ochtendgekkies in Nederland, hoe beter. Laten we elkaar helpen om de motivatie vast te houden; enthousiasme steekt aan!

Stap 1 van de DGM-ochtendroutine

BETER SLAPEN

Beter slapen helpt je om een energiek ochtendmens te worden. Beter slapen betekent niet alleen voldoende slaapuren draaien, maar ook kwalitatief een goede nachtrust hebben. Slaapexpert dr. Winni Hofman gaf mij tijdens een gesprek een mooie en duidelijke metafoor: 'Slaap, voeding en beweging zijn de belangrijkste drie poten voor onze gezondheid. Helaas wordt de derde poot, slaap, nogal vaak vergeten, waardoor de poten voeding en beweging uiteindelijk ook niet rechtop blijven.'

Voor een succesvolle ochtendroutine geldt: eerst beter slapen, dan de rest.

Mijn moeder roept met een vrolijke stem: 'Lienke, opstaan. Je Brinta is klaar!' Hoe kan ze op de vroege morgen altijd zo vrolijk zijn? En is het überhaupt al ochtend? Het voelt eerder alsof ik pas vijf minuten geleden naar bed ging. Direct zo'n vrolijke stem. *Woman, give me a break*. Met veel tegenzin rol ik uit bed. Meestal gebeurt dat als mijn moeder me voor een tweede keer roept, net zoals nu. In mijn gele pyjama, gele ochtendjas en dikke leeuwensloffen – ja van die kinderlijke van de Scapino – loop ik de trap af. Ik ben allesbehalve vrolijk en nog maar nauwelijks wakker, maar ik weet dat er iemand op me staat te wachten. Zij gaat me sowieso vrolijker maken. Nee, niet mijn moeder (sorry, mam), maar mijn poes Donna.

Zodra ik de gangdeur opendoe, staat ze voor me klaar. Ik til haar op en geef haar een dikke zoen. Mijn allerliefste Donna, of eigenlijk noem ik haar Dushi. De enige die mij vrolijk kan krijgen op de vroege ochtend. Dushi is altijd bij me. Bij het eten zit ze naast me op mijn stoel. Ook al val ik er zelf bijna af, zij mag erbij. Ook als er visite is, zit Dushi er vrolijk bij op een stoel. Kom ik uit school, dan zit ze bij het raam, om vervolgens snel naar de deur te rennen als ze ziet dat ik de tuin binnenloop. Dushi is altijd vrolijk op de vroege morgen. Ik snap het wel. Als ze niet voldoende slaap heeft gehad, kan ze de hele dag rustig aan doen en bijkomen. Ik heb nooit een nacht met voldoende slaap en voel me 's ochtends alsof er nog steeds een vrachtwagen over me heen rijdt. Maar bijkomen zoals Dushi, ho maar. Ik moet gewoon naar school.

Mijn bak Brinta met een lepel honing erin staat klaar op het salontafeltje bij de bank. Ik hoor mijn moeder in de voorkamer bewegen en steek mijn slaapkop door de schuifdeuren om te zien wat ze deze keer aan het doen is. Mijn moeder staat uitgebreid pasjes te maken in de kamer. Van links naar rechts, een flesje water in haar handen, die alle kanten op gaan. *Nederland in Beweging* is weer van start gegaan. De vaste work-outsessie van mijn moeder. In ochtendjas en al staat ze voor de tv gezellig mee te doen met Olga Commandeur. Wie doet dat nou, zo vroeg in de ochtend?

Ze wenst me goedemorgen, zegt dat ze heerlijk geslapen heeft en wijst me erop dat mijn Brinta nu nog lekker warm is, dus ik moet maar gauw gaan eten. Ik snauw dat ik wederom helemaal niet goed heb geslapen en plof half liggend op de bank met mijn bak Brinta. Dushi springt direct naast me. Ik aai haar over haar bolletje en probeer een hap van mijn ontbijt weg te krijgen. De honing maakt het lekker, maar alsnog heb ik moeite om het door te slikken.

'Lienke, blijf je wakker?' vraagt mijn moeder al bewegend met Olga. Ze weet dat ik altijd wegdommel zodra ik mijn ontbijt opheb en niet meer beweeg. Ik mompel weer wat. Ze kijkt naar de klok en ik snap de hint. Ik moet opschieten.

Mijn vader is al aan het werk, die heeft vaak vroege dienst als conducteur. Mijn broer en zus zijn al een tijdje uit huis. Mijn moeder en ik hebben sindsdien de ochtenden voor onszelf. Die aandacht vind ik fijn, behalve in de ochtend. Zij staat al aan. Ik ben niet vooruit te branden en daardoor ook niet de vrolijkste. Ik vraag aan haar of ik de eerste twee uur van school mag skippen, ook al weet ik het antwoord. Helaas helpt de smoes van ongesteld zijn ook niet. Ook het betoog dat ik écht heel slecht heb geslapen helpt niet. Dan had ik maar eerder naar bed moeten gaan. Mijn moeder wint deze ochtenddiscussie altijd. Daar ben ik nog niet scherp genoeg voor. Ik geef er maar aan toe. Ik slaap wel verder op school.

Waarom is slaap zo belangrijk?

Ik was niet altijd een vrolijk ochtendmens. Sterker nog, als student was ik een echte nachtbraker en als je me had gevraagd of ik ooit een ochtendmens zou worden, dan had ik je vierkant uitgelachen. Nee, natuurlijk niet! Ik ben een avondmens en ik ben pas op mijn best als de rest gaat slapen.

Ik was tot de conclusie gekomen dat ik het best kon leren wanneer het zo laat mogelijk was. Ik voelde me wel moe worden, maar met een grote bak koffie naast me begon ik rond 21.00 uur aan mijn schoolwerk. Een halfuurtje later gingen mijn ouders naar bed. Of ik het niet te laat ging maken, want ik zou de volgende ochtend alert moeten zijn op school. Tuurlijk, pap en mam, gaan jullie maar lekker slapen. Ik ging vervolgens weer rond 2.00 uur naar bed, want dat was ik nu eenmaal gewend. Dat werkte prima, dus waarom zou ik deze uren niet gebruiken? Ik wilde het liefst de hele nacht opblijven, dat leek me ideaal, soort van vrije tijd voor mezelf, en slaap voelde als *overrated*. Vaak sloeg ik een nacht over, of viel ik aan mijn bureau in slaap.

Het record voor het langst wakker blijven staat trouwens niet op mijn naam, maar op de naam van Randy Gardner. Randy was zeventien jaar toen hij in 1964 zijn record vestigde. Zeventien! Op de een of andere manier zijn het toch altijd de tieners die hun slaapuren lijken te kunnen missen, durf ik nu zelf hardop te zeggen. Hij bleef maar liefst elf dagen en vijfentwintig minuten wakker. Hij werd er humeurig van, had concentratieproblemen, was paranoïde en kon na zijn poging alleen door middel van elektrische schokken in het ziekenhuis in slaap vallen. Gardner is op het moment van schrijven zeventig jaar en gezond, maar heeft nog vaak last van slapeloosheid. Of dat te maken heeft met zijn wereldrecord is lastig te beweren. Het *Guinness World Records* doet in elk geval niet meer mee aan zulke uitdagingen. Het is slecht en gevaarlijk voor je gezondheid, en daar komen we gelukkig met z'n allen steeds meer achter.

Hoe handig dat nachtwerk ook was voor mij, ik merkte wel dat ik op school moeite had om mijn ogen open te houden. Mijn creativiteit was weg en de vrolijkste was ik al helemaal niet meer. Als ik foto's van vroeger bekijk, valt mijn mond open. Ik zie een moe gezicht met wallen tot aan de kin en grote blauwe kringen rondom de ogen. Dat ik er zo slecht uitzag, daar blijf ik van schrikken. Ik zou het liefst mijn zestienjarige ik door elkaar willen schudden en haar op het hart drukken om goed te slapen. Dan was ik creatiever geweest, vaker opgewekt tegen mijn moeder, en was zelfs het leren nog beter gegaan. Achteraf praten is natuurlijk makkelijk, maar het had heel wat ruzies met mijn ouders, leraren, en struggles met mezelf gescheeld, dat is een ding dat zeker is.

De voordelen van goed slapen

Je hebt vast weleens ervaren dat je je goed voelde na een nacht diep slapen. Je lichaam en hersenen hebben de tijd gehad om zich te herstellen en zijn weer klaar voor een nieuwe dag. Onderzoek toont aan dat mensen met over het algemeen een goede nachtrust:

- Cognitief beter functioneren
- Een betere huid hebben
- Sneller de keuze maken om gezonder te eten
- Minder snel zorgen hebben
- Zich gelukkiger voelen
- Scherper en alerter zijn
- Sportiever en fit zijn
- Makkelijker afvallen
- Beter in hun vel zitten

Slaap is nodig voor je hersenen en voor het functioneren van je lichaam. Tijdens een goede nachtrust maak je het groeihormoon aan dat je lichaam nodig heeft om te herstellen. Dit hormoon wordt aangemaakt door een klier die zich in de hersenen bevindt. Het zorgt voor de groei van lichaamscellen zoals de spieren en het versterken van onze botten met de vorming van natuurlijk eiwit en collageen. Voor jou als kersverse sporter extra belangrijk dus, maar dat merk je in stap 3 vanzelf.

Tegelijkertijd verwerken onze hersenen tijdens onze slaap de activiteiten en gebeurtenissen van de dag. Zo kun je de volgende dag weer met een schone lei en volle concentratie beginnen. Je lichaam is uitgerust, hersteld, en eventuele chaos in je hoofd is opgeruimd. Eigenlijk is een goede nachtrust een soort van *reboot* voor je lichaam!

Een nachtje overslaan, is dat erg?

Slaaptekort is iets wat helaas maar al te vaak voorkomt. Uit een onderzoek van de Philips Global Sleep Survey onder maar liefst 13.004 volwassen proefpersonen bleek dat slechts 49 procent dagelijks tevreden is met hun slaap. Erg weinig, als je je bedenkt waarom wij slaap zo hard nodig hebben. Auteur Matthew Walker beschrijft slapen als 'een geneesmiddel met zoveel voordelen dat niemand zou geloven dat het echt bestaat'. En zo is het! Dit wondermiddel is zelfs zo sterk dat je het direct merkt als je er niet voldoende van hebt gehad.

Je kunt misschien wel even zonder slaap, maar na korte tijd schreeuwt je lichaam om rust. Het gameprogramma *Awake: The Million Dollar Game* op Netflix maakt dit op een pijnlijke manier duidelijk. De deelnemers aan deze Amerikaanse tv-spelshow moeten vierentwintig uur wakker blijven, en in die vierentwintig uur moeten ze zo veel mogelijk kwartjes tellen. Het doel is dat de deelnemers zo goed mogelijk onthouden hoeveel geld ze hebben geteld. Dan volgen er verschillende fysieke en mentale uitdagingen. Zo veel mogelijk ijskoude slush drinken, zo snel mogelijk reageren op een lichtje en vervolgens een ei kapotslaan, een draad door zo veel mogelijk naalden doen of een bal in een buis in evenwicht houden. Het gevolg van de gemiste nachtrust? Trilhanden, weinig concentratievermogen, geen focus, felheid, zich ziek voelen, en ze reageren soms verward op de presentator. En dat al na één nacht niet slapen.

Na langdurig slaaptekort begint je lichaam steeds verder af te takelen. Een van de belangrijkste aspecten van slecht slapen is het minder goed werken van je immuunsysteem, waardoor je sneller ziek wordt, minder goed herstelt van bijvoorbeeld een sportblessure en bovenstaande klachten creëert. Je hebt een grotere kans op diabetes, krijgt gauw een oudere huid, komt sneller aan in gewicht en je kunt zelfs geheugenverlies ontwikkelen. Onderzoeken tonen zelfs aan dat je sneller alzheimer kunt krijgen bij een langdurig slechte nachtrust. Je maakt geen goede beslissingen meer, doordat je concentratievermogen en focus afnemen, wat volgens onderzoek van Duke University North Carolina leidt tot snelle, slechte keuzes in je financiële leven. Ja, je wordt dus uiteindelijk zelfs arm van slecht slapen! Deze negatieve symptomen doen zich niet voor na een maandje minder goed slapen – kersverse moeders, geen zorgen – maar het zijn wel gevolgen van jarenlang slecht slapen.

Iemand langdurig aan één stuk wakker houden werd zelfs als martelmethode gebruikt in de middeleeuwen, want uiteindelijk zul je overlijden als je niet meer slaapt. Heftig rijtje zo, maar hopelijk een eyeopener dat slapen en een goede nachtrust je zoveel kan brengen in het leven.

EEN GOEDE NACHTRUST IS DE BASIS VOOR EEN ENERGIEKE OCHTEND.

Je slaapcyclus

Om goed te slapen is het niet alleen belangrijk dat je slaapt, maar ook dat je de slaapcyclussen volledig doorloopt. Een slaapcyclus duurt ongeveer negentig tot honderdtwintig minuten en bestaat uit verschillende fasen. Tijdens een nachtrust van ongeveer acht uur doorlopen we dus gemiddeld vijf slaapcyclussen! De slaapcyclus bestaat uit de lichte slaap (fase 1 en 2), de diepe slaap (fase 3) en de remslaap (fase 4). Elke fase in de cyclus is goed voor een ander mentaal of fysiek proces.

#1 Inslaapfase

In deze overgangsfase begin je heel licht in slaap te vallen, maar je kunt nog snel wakker worden door bijvoorbeeld lichte omgevingsgeluiden of door een gedachte die je te binnen schiet. Idealiter val je binnen een paar minuten opnieuw in een lichte slaap, maar je herkent het vast dat je ook kunt liggen wachten op je slaap.

#2 Lichte slaap

In de tweede slaapfase ben je langzaam aan het wegzakken en word je niet meer van elk geluid wakker, maar ben je wel makkelijk te wekken. Je kunt bijvoorbeeld wakker schrikken door je partner die plotseling begint te snurken. Deze lichte slaap duurt ongeveer een uur.

#3 Diepe slaap

Tijdens je diepe slaap ben je niet meer gemakkelijk te wekken, je bent echt ver weg. Alleen wanneer iemand heel hard schreeuwt of water in je gezicht gooit (stomme schoolgrap) ben je nog wakker te krijgen. Wakker worden uit je diepe slaap is echt niet fijn en je kunt enkele seconden gedesoriënteerd zijn. Het is zelfs ongezond, omdat het herstelproces wordt verstoord. Tijdens je diepe slaap komen je hersenen volledig tot rust, maakt je lichaam het groeihormoon aan en wordt je immuunsysteem opnieuw gereguleerd. De diepe slaap wordt ook wel de *slow wave*-fase genoemd. Als je naar je hersengolven zou kijken, zou je rustige en gelijkmatige golfjes zien. Je lijkt volledig uitgetuned van de wereld. Deze fase duurt gemiddeld twintig minuten.

#4 Remfase

Heb je weleens bij iemand die slaapt gezien dat de ogen snel heen en weer bewegen? Supereng als je het mij vraagt, maar zeker geen reden om diegene wakker te maken. 'Rem' staat voor *rapid eye movement* en deze fase is net zo belangrijk als de diepe slaap. Terwijl het bij de diepe slaap om fysiek herstel gaat, zorgt de remfase voor het herstel van je mentale gezondheid. Je bent actief bezig om alle gedachten en gebeurtenissen van de afgelopen dag te verwerken. Door het verwerken van deze informatie ontstaan er dromen of nachtmerries. Deze fase is belangrijk om alles een plek te kunnen geven, om de volgende ochtend weer fris en zorgeloos te beginnen. Om focus te hebben op je ochtendroutine en bovenal nieuwe ruimte te hebben in je gedachten om te denken aan alle mooie activiteiten die je deze dag gaat doen. Deze fase kost energie, want je hersenen zijn net zo actief als wanneer je wakker bent. Gemiddeld duurt de remfase een kwartier.

Het is niet zo dat je elke nacht het rijtje afgaat, van slaapfase 1 naar 2, hup naar 3 en vervolgens naar fase 4, en dit herhaalt tot je wakker wordt. Het kan zijn dat je bijvoorbeeld acht uur slaapt en de slaapcyclussen wel doorloopt, maar dat het niet goed lukt om in een diepe slaap te komen. Dan voel je je de volgende dag nog steeds moe. Veel stress zorgt ervoor dat je jezelf moeilijk tot rust kunt brengen, waardoor je lichaam en hersenen zelfs tijdens je slaap deels actief blijven. Des te meer reden om samen met mij een ochtendroutine op te stellen! Een passende ochtendroutine helpt stress te voorkomen én zorgt ervoor dat je stress beter aankunt, waardoor je sneller en dieper in slaap zult vallen.

ALS IK MAAR VIJF UUR ZOU SLAPEN, VIEL IK GEHEID ELKE OCHTEND MET MIJN HOOFD IN DE BRINTA-PAP.

Zoveel uur slaap heb je nodig

Toen ik in 2016 elke maandagochtend een work-out op de radio gaf samen met Giel Beelen bij 3FM, was ik altijd zo verbaasd hoe energiek Giel was. Elke nacht sliep hij vijf uurtjes, en alsnog stond hij stuiterend naast zijn bed. Had deze man maar genoeg aan vijf uur? Als ik maar vijf uur zou slapen, viel ik geheid elke ochtend met mijn hoofd in de Brinta-pap. Sterker nog, dat was vroeger dus ook zo. Toen ik Giel laatst sprak over het aantal uur dat hij slaapt, gaf hij aan dat hij zich tegenwoordig beter voelt met wat uurtjes meer. Kort slapen was een gewenning geworden, maar daarover later meer.

De schaal van slaapuren

Een groot deel van de bevolking heeft tussen de zeven en negen uur slaap nodig. Een klein percentage, slechts 1 tot 2 procent van de bevolking, kan met minder dan zeven uur goed functioneren. Denk aan Donald Trump en Angela Merkel, die beweren met vijf uurtjes meer dan voldoende slaap te hebben gehad. Maar als ik hen in interviews op televisie zie, dan vind ik hen er vermoeid uitzien, komen ze niet goed uit hun woorden en is met name Donald Trump zeer snel geprikkeld. Dit zijn allemaal kenmerken van te weinig slaap, maar kan uiteraard ook simpelweg met allerlei andere factoren te maken hebben. Behalve Donald Trump en Angela Merkel beweren ook veel anderen goed te kunnen functioneren met weinig slaap. Wellicht vallen de meeste politici toevallig in die 1 tot 2 procent, maar om dat te kunnen testen zou je ze allemaal, inclusief Donald Trump en Angela Merkel, in een slaapcentrum moeten opnemen en maandenlang moeten testen. Daar hebben ze vast niet zo'n zin in.

Mensen zeggen vaak dat ze maar weinig slaap nodig hebben, maar leven ondertussen met gezondheidsklachten en ervaren minder een geluksgevoel. Ze zullen dit echter nooit toekennen aan hun slaapgebrek. Wanneer jij denkt echt voldoende te hebben aan vijf uur slaap, dan zouden meerdere personen in je familie hetzelfde moeten ervaren. Het kan namelijk in je genen zitten. Hetzelfde geldt voor langslapers. Het zou zeker interessant zijn om het eens na te gaan in je familie en het tijdens verjaardagen een keer over slaap te hebben, want heb jij enig idee hoe je oom of nichtje slaapt?

Verschillende uren per leeftijdsgroep

Tijdens het schrijven van mijn boek had ik urenlange gesprekken met slaapexpert Tim Leufkens, al jarenlang werkzaam bij Philips Research, over het aantal uur slaap dat mensen nodig hebben. Toen ik opmerkte: 'Ja leuk, die zeven tot negen uur slaap, maar hoe ontstaat zo'n onderzoek, wie heeft dit nu bepaald voor de hele bevolking?', moest Tim lachen. Hij wist ook wel dat ik het niet zo bot bedoelde als ik het zei, maar ik wilde weten hoe de wetenschap aan alle cijfers en theorieën komt. Tim was mijn opmerkingen inmiddels gewend en deelde gelijk verschillende wetenschappelijke artikelen. De wetenschap zegt niet zomaar iets.

Zo testte een grote groep slaaponderzoekers en slaapartsen, die samen de Sleep Research Society vormen, wat er zowel mentaal als fysiek met je gebeurt als je een bepaald aantal slaapuren per dag aanhoudt. Uit een onderzoek gebaseerd op data verzameld gedurende tientallen jaren werd duidelijk dat zeven tot negen uur slaap het ideaalst is voor de volwassenen, om op je fitst, gelukkigst en gezondst te zijn. Dit in tegenstelling tot minder dan vijf uur slapen, tussen de vijf en zeven uur slapen en meer dan negen uur slapen.

Ik vraag me weleens af of wij over een aantal jaar nog méér slaap nodig hebben. Wij als mens krijgen steeds meer prikkels van de buitenwereld te verwerken; ik heb zo'n vermoeden dat mijn generatie met de dag meer te verwerken heeft. Zouden we in 2050 allemaal minimaal tien uur slaap nodig hebben om zowel fysiek als mentaal te herstellen? Des te meer reden om regelmatig rust te nemen, maar daarover later meer.

Wist je dat je als baby meer slaap nodig hebt dan als kind, en als 65-jarige weer minder dan als tiener? De behoefte aan slaapuren neemt af naarmate we ouder worden. Als je lichaam aan het groeien is en je hersenen in ontwikkeling zijn, heb je meer tijd nodig om te herstellen. Snap je nu waarom ik zo graag mijn 16-jarige ik door elkaar wil schudden? Ik deed het met nachten van zes uur of minder, terwijl ik midden in mijn ontwikkeling zat. Een uurtje of acht tot tien was een stuk beter geweest en had me veel chagrijnige buien kunnen besparen. Misschien was ik dan ook wel veel slimmer geweest.

Leeftijd	Ideale aantal slaapuren
0-3 maanden	14-17
4-11 maanden	12-15
1-2 jaar	11-14
3-5 jaar	10-13
6-13 jaar	9-11
14-17 jaar	8-10
18-25 jaar	7-9
26-64 jaar	7-9
65+ jaar	7-8

Bron: The National Sleep Foundation

Volgens deze tabel van The National Sleep Foundation heb ik zeven tot negen uur slaap per nacht nodig. Toch maakt het voor mij een groot verschil of ik zeven, acht of negen uur slaap. De tabel is een fijne richtlijn, maar uiteindelijk moet je zelf ontdekken wat voor jou het best werkt. Val je in dezelfde categorie als ik? Dan zou je met jezelf kunnen afspreken dat je de zeven tot negen uur slaap aanhoudt om gaandeweg steeds meer te ontdekken of jij met zeven uur genoeg hebt of echt richting de negen uur slaap moet gaan om je fit en energiek te voelen. Begin eens een aantal weken met zeven uur slaap en bouw het langzaam op. Als je dit aantal uur slaap waarborgt, heeft je lichaam goed de kans om die slaapcyclus meerdere malen te doorlopen.

Iedereen heeft een ander (gekozen) ritme

Ik heb al jaren ongeveer hetzelfde ritme: rond 22.30 uur slaap ik en om 6.00 uur gaat mijn wekker. Uiteindelijk slaap ik zo'n zevenenhalf uur per nacht. Aangezien ik al jaren energiek uit bed spring, concludeer ik dat dit prima werkt voor mij. Maar stel dat jij ook het liefst zevenenhalf uur per nacht slaapt, dan betekent dat nog niet dat je om dezelfde tijd naar bed moet gaan als ik. Het kan goed zijn dat jij het liefst om 21.00 uur in slaap valt en om 4.30 uur opstaat. Een ander kan weer het best om 0.00 uur gaan slapen en om 7.30 uur wakker worden. Het beste ritme voor jou heeft alles te maken met je natuurlijke slaap-waakritme (lees: je biologische klok), dat je dus van de natuur hebt meegekregen. Je biologische klok geeft aan hoe laat je lichaam wil gaan slapen en hoe laat het weer wakker wil worden.

Hoe werkt je biologische klok?

Onze biologische klok helpt ons mee om te leven met het natuurlijke dag- en nachtritme van de aarde. Mensen zijn namelijk dagdieren; het is vanuit de evolutie gezien beter voor onze soort om overdag actief te zijn en 's nachts te slapen. Zo'n zeven miljoen jaar geleden gingen onze voorouders rechtop lopen en werd er in het daglicht gezocht naar voedsel: nootjes, besjes en avocado's (het liefst eetrijpe, niet van die keiharde die nog een week nodig hebben). In het donker waren deze werkzaamheden lastig en werd het zelfs gevaarlijk. 's Nachts waren er roofdieren actief, zoals vossen, leeuwen en prairiehonden. Voor hen begon dan de zoektocht naar voedsel. Klinkt dus superlogisch, dat wij van het begin af aan al 's nachts gingen slapen en overdag actief waren. In onze biologische klok zie je terug dat wij dagdieren in hart en nieren zijn.

Nu we geen nootjes, besjes en avocado's meer hoeven te verzamelen, hebben we meer tijd om op onze smartphones te scrollen, series te kijken en op onze laptops te werken. Dat is slecht nieuws voor onze kwaliteit van slapen. Je hebt vast weleens gehoord van het blauwe licht dat van onze schermen af komt. Dit blauwe licht onderdrukt de aanmaak van melatonine. Melatonine is een hormoon dat ons slaap- en waakritme reguleert. Is je melatoninelevel laag? Dat geeft je lichaam het signaal dat het overdag is. Je blijft wakker, alert, en je kunt je makkelijk concentreren. Zodra het schemerig wordt en er minder blauw licht van de zon wordt waargenomen, gaat er een signaal van je netvlies naar de pijnappelklier in je hersenen om de natuurlijke productie van melatonine weer op gang te brengen. Het is tijd om te gaan slapen.

Je biologische klok in de war

Schermtijd met veel blauw licht vlak voor het slapengaan kan onze biologische klok algauw in de war gooien. Dat maakt het lastig om te onderzoeken hoe je natuurlijke biologische klok werkt. Je hebt vast weleens van het samenspel tussen *nature* en *nurture* gehoord. Hoe wij leven en met welk ritme is niet alleen beïnvloed door de natuur, maar net zozeer door de gewoontes die je omgeving jou heeft aangeleerd of die je jezelf hebt aangeleerd. Je kunt jezelf aanleren om 's nachts vaker nog even werk af te maken voor een deadline achter je laptop. Handig, want de kinderen liggen op bed en je hebt alle tijd. Misschien vind je het fijn om jezelf na een lange dag te belonen met nog één aflevering van je favoriete serie. Op het eerste gezicht lijkt alles prima te werken: werk ingehaald, spannende serie gekeken en toch nog een paar uurtjes geslapen. Alles onder controle, dus je pakt dit op als vast ritme. Dat je 's ochtends een beetje moe bent als je aankomt op school, werk, of bij die afspraak bij de tandarts, dat is dan maar even zo. Morgen is er weer een dag.

Er lijkt in eerste instantie niets aan de hand, maar je biologische klok raakt steeds meer in de war. Terwijl je de volgende avond weer in bed kruipt en nog even Netflix aanzet of appjes beantwoordt, denkt je biologische klok: hé, ik vergis me. Het is nog licht, blijkbaar ben ik gewoon in de war. Het is gewoon overdag en nog helemaal geen tijd om te slapen. Jeetje, wat vervelend dat ik me vergis, ik ga even actief worden. Sorry, ik dacht écht dat het slaaptijd was.

En als de biologische klok kon praten wanneer je in het weekend aan het uitslapen bent, zou hij zeggen: 'Huh, ik dacht echt dat het tijd was om wakker te worden, maar het blijft zo donker. Was je gister niet al rond dit tijdstip actief? Nou, ik ben vast in de war. Ik heb me wederom vergist. Ik moet echt harder mijn best doen, hoor. Ga maar gauw slapen.'

Hoewel je biologisch klok diep geankerd zit in je lichaam, laat dit mechanisme zich ook makkelijk aanpassen. Misschien heb je zelf weleens gemerkt dat je slaapritme veranderde op vakantie, toen je niet gewekt werd door een wekker en je 's avonds laat geen urenlang meer op je telefoon zat, maar zat te genieten van bijvoorbeeld een zonsondergang. Misschien herken je ook wel dat je in de zomer, als het eerder licht wordt, makkelijk een uur eerder wakker wordt uit jezelf. Uit een Amerikaans onderzoek bleek dat bij proefpersonen (vijf biologen van de University of Colorado) die een week lang kampeerden in de bergen hun melatonineaanmaak maar liefst tweeënhalf uur vervroegd werd. Des te belangrijker om je gewoontes eens onder de loep te nemen en te zien of je aan het spelen bent met je biologische klok.

Loskomen van die gewoonte is hartstikke lastig, al is het maar om ineens eerder te stoppen met Netflix omdat je daarmee je melatonineaanmaak omhoogkrikt. Op gewoontes en het doorbreken ervan ga ik verder in bij 'Stap 4: Gemotiveerd blijven'. Ritme, voldoende slaapuren maken en je biologische klok wat meer omarmen maakt een groot verschil. Het is belangrijk voor je ochtendroutine, maar ik vind het nog belangrijker dat je beseft dat je er in je hele leven meer aan gaat hebben. Ontdek je natuurlijke biologische klok en pas daar je eigen ritme zo veel mogelijk op aan.

In een ideale wereld voor mij zou niemand meer met een wekker hoeven te werken en werd iedereen 's ochtends uit zichzelf wakker. Het is echter ook een hele opgave om zevenenhalf miljard mensen gewoon hun gang te laten gaan; plan dan nog maar eens afspraken in. Het blijft een lastige discussie. We willen allemaal beter slapen, hebben een taak in de maatschappij waarbij we op een bepaald tijdstip ergens worden verwacht, en daarnaast willen we ook vrije tijd hebben en in de avond ons ding doen. Ondanks je aangeleerde gewoontes, de verwachtingen van je werk, het ritme van je kinderen of partner is het al een grote stap om je continu af te vragen welke tijden voor jou goed werken en het als een eigen experiment te zien om voor de wekker wakker te worden. Als jij altijd minuten nodig hebt om te beseffen waar je bent als de wekker gaat, zou je dus kunnen proberen eerder naar bed te gaan, om te kijken of de nieuwe slaapuren beter voor je werken zodra je wakker wordt. Als je wakker wordt mag je je uitgerust en goed voelen. Dan weet je dat je goed hebt geslapen.

Ontdek je natuurlijke ritme

Om te ontdekken wat jouw ideale bedtijd is ga je op zoek naar je natuurlijke ritme. Helaas kun je niet naar de winkel gaan en een test doen. *Zo, even wachten op de uitslag wat mijn lichaam zegt wanneer het het liefst slaapt en ontwaakt.* Gelukkig kun je wel een experiment doen.

Het ideaalst zou zijn als je voor lange tijd in de natuur kunt gaan wonen, weg van de bewoonde wereld. Even back to basics, geen afleiding en leven volgens de natuur. Dan merk je al vrij snel hoe laat je naar bed gaat en ontwaakt. Het mag natuurlijk, maar je hoeft niet direct een hutje op de hei te boeken bij Airbnb. Je kunt je natuurlijk altijd aanmelden als proefpersoon in het slaapcentrum maar *let's keep it real.* Ook thuis kun je dit prima testen. Dit is een stuk realistischer om het experiment sneller in de praktijk te brengen, maar wel iets minder betrouwbaar door de hoeveelheid afleiding. Slaap mag vooral simpel en leuk blijven en met een kleine test en aanpassing kun je al grote gevolgen zien. Een schatting kan al voldoende zijn om de voordelen van slaap te ontdekken. Door bewust bezig te zijn met slaap en de gevolgen van slaap, maak je al automatisch wijzigingen in je gewoontes. Denk aan al die keren dat ik als student koffie (cafeïne, dus energieboost) pakte in de avond om te beginnen aan mijn studiewerk. Ik drink inmiddels na 16.00 uur geen koffie meer.

Om zo goed mogelijk te testen wanneer jij voelt dat je naar bed wilt gaan omdat je moe wordt en om te ontdekken hoe laat je wakker wordt, is het noodzakelijk om een aantal regels op te stellen: denk aan geen televisie in de avond, geen mobiel meer na 19.00 uur, geen felle lampen in de avond en al helemaal geen stressgerelateerde activiteiten doen. Zo kun je het zo optimaal mogelijk testen. Terug de natuur in, maar dan in je eigen huis. Kaarsjes aan, dierengeluid en zen.

Kijk, het is niet zo dat ik nu elke avond na 19.00 uur niet meer te bereiken ben. Ook ik ben mobielverslaafd (hallo #deargoodmorning) en pak nog vaak mijn laptop voor Netflix, maar ik heb inmiddels wel een modus gevonden om in te spelen op mijn slaap. Ik heb tijdens mijn eigen research naar mijn slaapuren ontdekt dat ik een uur nodig heb om voor mijn gevoel snel en goed in slaap te vallen. Een uur daarvoor leg ik mijn mobiel weg en zet ik nachtlicht aan. Weg felle keukenlamp en hallo kaarsjes. Het is ook een fijn ontspanningsmoment, wat ik als drukke ondernemer altijd miste. Door bewust met mijn slaap bezig te zijn, heb ik er ineens een zenmoment bij gekregen. Een win-win!

Leg voordat je gaat slapen een notitieboekje naast je bed, zodat je niet vergeet te noteren hoe laat je gaat slapen en hoe laat je wakker wordt. Ik zeg heel expliciet 'hoe laat je gaat slapen', want je kunt nooit onthouden hoe laat je precies in slaap bent gevallen. Probeer ook op te letten of je wakker wordt van de wekker of vóór de wekker. Zijn er dagen waarop je je wekker echt niet hoeft te zetten of heb je zelfs vakantie? Test dan zonder wekker. Want het mooiste aan het onderzoek is dat je zelf mag ontwaken, dan ontdek je pas echt wanneer je lichaam denkt: hé, ik wil opstaan. Doe dit vooral niet wanneer je een belangrijke meeting hebt op de vroege morgen en je je niet mag verslapen. Ik ben niet verantwoordelijk als je te laat komt, hè, misschien moet ik maar een disclaimer schrijven.

'Ja maar... Lienke van Dear Good Morning zei dat ik niet mijn wekker moest gebruiken om mijn slaapuren te ontdekken. Dan ben ik ook productiever, dus dan heb je meer aan mij!'

Ik vraag me af hoe goed die opmerking zal vallen in de huidige werkmaatschappij, maar als je baas de wetenschap van slaap begrijpt, zou hij of zij positief reageren. Ik ben daarom blij dat er steeds meer begrip is voor flexibele werktijden!

Vraag je tijdens dit experiment af:

- Hoe functioneer ik overdag?
- Ben ik de hele dag door alert?
- Voel ik me energiek?
- Ben ik vrolijk?
- Hoe snel ben ik prikkelbaar?
- Vanaf wanneer voel ik een slaapdruk?

Noteer ook deze antwoorden in je notitieboekje. Als je merkt dat je overdag toch snel moe bent of prikkelbaar, probeer dan eerder naar bed te gaan en evalueer hoe dat voor je werkt. Om goed te merken wat wel of niet voor je werkt, raad ik je aan om dit twee tot drie weken vol te houden. Heb je je ritme te pakken? Probeer je dan zo goed mogelijk aan dit ritme te houden. Ga elke dag op hetzelfde tijdstip naar bed en sta op dezelfde tijd op. Hoe meer ritme, hoe beter je lichaam went en hoe minder moeite het kost. Dankzij dit experiment maak je een schatting hoe goed het gekozen ritme voor jou werkt. Let op dat er meer factoren meespelen: je kunt natuurlijk ook moe zijn omdat je een lange sportsessie hebt gehad of een werkdag vol drukke meetings. Je kunt ziek zijn, stress hebben of niet lekker in je vel zitten. Dit experiment geeft je een globaal houvast om mee te beginnen.

Door drie weken dit experiment te doen krijg je al een onwijs goed beeld. Dit kader is een handige tool om te gebruiken tijdens je experiment. Wil je meer dagen kunnen uitschrijven? Neem deze tabel dan over in een notitieboekje.

Dag	**Ik ging slapen om**	**Ik werd wakker om**	**Aantekening van de ochtend en dag (evaluatiemoment)**
1			
2			
3			
4			
5			
6			
7			
8			
9			
10			
11			

Dag	**Ik ging slapen om**	**Ik werd wakker om**	**Aantekening van de ochtend en dag (evaluatiemoment)**
12			
13			
14			
15			
16			
17			
18			
19			
20			
21			

Vul de opdrachten in

Hoe eerder jij beter slaapt, hoe eerder ik van jou een ochtendmens kan maken. Ja, ook van de (nu nog) avondmensen! Met een ochtendmens bedoel ik vanaf nu iemand die zich energiek voelt op de vroege morgen. Iedereen kan bij het opstaan denken: yes, een nieuwe dag! Ik voel me uitgerust en heb zin om veel te ondernemen vandaag. Iedereen kan zijn of haar leven naar een hoger niveau tillen en mensen horen denken: jeetje, wat heeft deze persoon een positieve energie om zich heen. De hoogste tijd om aan de slag te gaan!

In elk hoofdstuk krijg je een aantal opdrachten om je ochtendschema in te vullen. Wellicht is het goed om dit eerst eens met potlood te doen, zodat je altijd je schema opnieuw kunt invullen als je nog meer hebt geëxperimenteerd.

Vul op pagina 197-198 de eerste twee onderdelen in van de slaapopdrachten. De uitkomst van je 21-dagenexperiment kun je hierin meenemen. Dit geeft je straks goed vergelijkingsmateriaal met je nieuwe tijden.

KWALITEIT
IS NET ZO BELANGRIJK
ALS KWANTITEIT.

Actieplan voor beter slapen

Het gaat niet alleen om kwantiteit, maar ook om kwaliteit van je slaap. Deze tools zullen je helpen om eerder, beter en sneller in slaap te vallen. Er zijn tools die je kunt toepassen gedurende de dag en tools die handig zijn voor het slapengaan.

Tools voor overdag

■ *Beweeg veel*
Door veel actief te zijn krijg je een betere slaapdruk, waardoor je sneller slaapt. Vermijd intensief bewegen en sporten vlak voor het slapengaan. Je kunt prima 's avonds sporten, zolang het maar niet te intensief is tot een uur voordat je naar bed gaat.

■ *Kom zo veel mogelijk buiten*
Je biologische klok is blij met natuurlijk licht. Hoe meer frisse lucht, hoe beter het je lichaam lukt om je melatonine laag te houden en je dus alert blijft. Een goede melatonineregulering zorgt er ook voor dat je biologische klok weet wat voor tijd het is.

■ *Stop met koffiedrinken rond het middaguur*
Koffie bevat cafeïne, wat voor een stimulerende werking zorgt. Het kan zo'n acht uur duren voor cafeïne helemaal uit je lichaam is. Het is dus verstandig om in de middag je laatste bakje koffie te nemen om je slaapkwaliteit te verbeteren.

■ *Drink minder alcohol*
Je herkent het wel: je hebt aardig wat biertjes op en als je thuiskomt val je direct in slaap. Of zoals ik vroeger weleens had: midden op de trap van je studentenhuis. Maar alcohol verstoort je slaapkwaliteit. Je zult met alcohol niet in een diepe slaap komen en dus ook niet herstellen. Je slaapt wel, maar je slaapkwaliteit wordt volledig verstoord. Om nou alcohol helemaal uit je leven te schrappen vind ik wat overdreven, maar er rekening mee houden is wel iets om over na te denken. Stel, je stopt voor een maand met alcohol, dan ga je direct merken hoe goed je slaap gaat zijn.

Tools voor het slapengaan

■ *Licht*
Zorg voor zo min mogelijk blauw licht in de avond, dus stop op tijd met televisie, je mobiel en andere afleidingen. Stop daar, om te beginnen, minimaal een uur voor het slapengaan mee om te wennen aan het nieuwe licht. Daarnaast is het van belang dat je jezelf klaarmaakt voor de nacht, dus dim alle lampen in huis en neem het liefst een rode schemerlamp. Kaarsjes maken het daarnaast nog gezellig ook, en geven een extra gevoel van ontspanning. Als het schemerig wordt, krijg je van nature ook al een slaapgevoel; je lichaam maakt zich klaar voor de nacht.

Hoe donkerder het is in je slaapkamer, hoe beter. Investeer in goede dichte gordijnen, en mocht jij nou net een lantaarnpaal naast je raam hebben, dan kun je er altijd voor kiezen om een slaapmasker op te zetten.

■ *Neem de tijd*
Hou in de avond de tijd in de gaten, leg je planning voor de volgende dag alvast klaar, gooi nog even je slaapkamerraam open voor extra frisse lucht en ga op tijd je tanden poetsen en je gezicht wassen. In de avond gaat de tijd op de een of andere manier altijd

zoveel sneller, dus het is goed om bewust bezig te zijn met het afsluiten van de dag. Als jij weet dat het wat langer duurt voor je slaapt, zorg dan ook dat je lichaam die tijd neemt, maar:

- *Stap uit bed bij wakker liggen*

Het is belangrijk dat je je slaapkamer associeert met slaap. Ken je het experiment van Pavlovs hond? De hond hoorde net voordat hij eten kreeg altijd een belletje. Zo ontstond een associatie tussen het belletje en het krijgen van voedsel. Toen alleen het belletje rinkelde, ging de hond al kwijlen omdat hij eten verwachtte. Met slaap geldt eenzelfde associatie: het zien van je slaapkamer en bed creëert ontspanning en slaperigheid in je lichaam en hersenen. Maar als je te vaak, te lang wakker ligt ontstaat de associatie tussen wakker, alert en je slaapkamer. Dat voorkom je door de 20-minutenregel te hanteren. Lig jij al meer dan 20 minuten wakker en te wachten totdat je in slaap valt? Ga dan uit bed en verlaat je slaapkamer. Ga aan de slag met een ontspanningsoefening. Pak de krant erbij en omcirkel de eerste letter van je voornaam in elk artikel. Doe iets saais waar je niet te veel bij hoeft na te denken en waar je geen fel licht voor nodig hebt. Na een tijdje probeer je weer naar bed te gaan. Herhaal dit elke 20 minuten als je nog niet slaapt.

- *Planten*

Planten in je slaapkamer kunnen een extra tool bieden om de luchtkwaliteit in je slaapkamer goed te houden, waardoor je lichaam sneller ontspant. Planten die je in je slaapkamer kunt zetten zijn aloë vera, valeriaan, lavendel of jasmijn.

- *Kleur*

Nu je weet dat onze biologische klok een natuurlijk proces is, kun je ook wel raden dat jij je slaapkamer het best aardetinten kunt geven om je lichaam terug de natuur in te brengen. Aardetinten, maar ook basiskleuren (grijs, wit en beige), geven je rust en laten je lichaam ontspannen. Een heel druk printje kan afleidend zijn en ervoor zorgen dat je je onbewust erg druk maakt.

■ *Opgeruimde slaapkamer*
Een berg kleding op de stoel, nog een kopje met een laagje slappe thee erin, een aangevreten KitKat op je bureau. Door de rommel om je heen wordt het onrustig in je hoofd, waardoor je ook onrustig slaapt. Zorg dus dat je slaapkamer netjes is.

■ *Geen liters thee voor het slapengaan*
Als je vlak voor het slapengaan veel drinkt, zul je ook vaker wakker worden gemaakt omdat je naar de wc moet. Je verstoort dus je slaapcyclus, omdat je het een goed idee vindt om nog lekker een grote bak thee te drinken. Het is knus, ik weet het, maar slim is het niet. In de meeste theesoorten zitten bovendien cafeïneachtige stoffen die je 's avonds wakker kunnen houden. Geef jezelf, en vooral je blaas, de rust om niet je slaap te onderbreken.

■ *Bed, matras, kussen*
Van een wiebelende hoogslaper tot een matras op vijf bierkratten, ik heb het allemaal gehad. Toch is het verstandig om te investeren in een goed bed, matras en kussen. Wellicht kom je om in alle keuzes en dat begrijp ik. Er is namelijk niet één soort bed, matras of kussen dat voor iedereen perfect is. Je hebt wellicht als favoriete positie om op je zij in slaap te vallen en je wordt uiteindelijk op je buik wakker. De voorkeur om je nacht goed te beginnen is om op je rug te liggen, waarbij je je spieren zo veel mogelijk in neutrale stand houdt, zodat je lichaam optimaal kan rusten. Heb jij echter aangeleerd om altijd op je zij te liggen en kun je alleen op die manier in slaap vallen, blijf dit dan vooral doen. Probeer ook hier je lichaam in een zo natuurlijk mogelijk ruststand te leggen.

Hoe je slaapt, ligt, beweegt is ook afhankelijk van je keuze voor een bed, matras en kussen. Het is dus zeker raadzaam om eens een goede beddenzaak binnen te stappen en je te laten adviseren aan de hand van jouw slaapbehoefte.

■ *Relax*

Hoe meer je ontspant in de avond, hoe sneller je in slaap zult vallen. Mediteren, naar muziek luisteren, naar de kaarsjes staren enzovoort. Schrijf alles van je af wat er allemaal door je hoofd gaat. De ultieme manier om je hoofd letterlijk leeg te maken. Je zou daarnaast een ademhalingsoefening kunnen doen; je kunt je ademhaling namelijk sturen, om je hartslag rustig te maken. De oefening is om langer uit te ademen dan in te ademen. Doe je ogen dicht en adem vier tellen in door de neus met de mond gesloten. Hou de adem even vast en adem dan in acht tellen uit door de mond. Hou je aandacht bij je ademhaling. Dit herhaal je tien keer. Je zou hier eventueel een rustig muziekje bij kunnen opzetten, zolang je maar op een relaxte manier de avond in gaat en ontspannen kunt slapen.

Vul op pagina 199 in welke stappen jij gaat zetten om je slaapkwaliteit te verbeteren. Toch spa rood in plaats van dat extra biertje? Een blokje om tijdens je lunchpauze? De tijd nemen om naar bed te gaan zonder beeldschermen?
Je slaapkamer anders inrichten? Maak de belofte aan jezelf door het schema van je nieuwe ochtendroutine aan te vullen. Een extra mogelijkheid is om je avondroutine te noteren om beter inzicht te krijgen in wat je in de avond allemaal kunt doen om nog sneller in slaap te vallen.

HELP, IK WERK ALTIJD ANDERE TIJDEN!

Onregelmatig ritme

Wat nu als jij elke week wel een keer een nacht overslaat, omdat je bijvoorbeeld brandweerman of -vrouw bent? Of je als verpleegkundige de ene week overdag werkt en de andere week 's nachts? Of je een student bent en elk kwartaal weer beseft dat je veel te laat begonnen bent met studeren en dus maar weer besluit om alle stof in één week in te halen? Sommigen hebben de luxe om elke avond op dezelfde tijd naar bed te gaan, maar anderen lukt dat om uiteenlopende redenen niet.

Wisselende diensten en nachtwerk

Ruim vijfhonderdduizend mensen in Nederland werken met onregelmatige tijden. Ik heb daar alleen maar heel veel respect voor, want ik lig er al af als ik voor een paar dagen mijn ritme moet omgooien voor bijvoorbeeld video-opnames. We zijn van nature niet gemaakt voor een onregelmatig ritme, maar je lichaam zal er alles aan doen om aan jouw eisen te voldoen. Als jij 's nachts actief bent en je hebt continu een fel licht om je heen, doet je lichaam er alles aan om actief en energiek te blijven en blijft de melatonineaanmaak laag. Als het je lukt, wees dan wel extra lief voor je lichaam. Het is onwijs knap dat je biologische klok zo buigzaam is. Drink genoeg water en eet extra groente en fruit, en probeer je lichaam zo veel mogelijk een dag- en nachtgevoel te geven.

Tips om je lichaam te laten wennen aan overdag slapen

- Als jij uit je nachtdienst komt en het is al licht buiten, zet dan een zonnebril op. Geef je lichaam het gevoel dat het schemerig is en het juist donker wordt.
- Zorg in je huis voor een schemerlamp of kaarsjes als alternatieve lichtbronnen voor een felle lamp. Wel zo knus.
- Bij onregelmatige werktijden kan een *wake-up light* goed werken bij het opstaan.
- Zorg voor een duidelijk ritme bij je avond-, nacht- en dagdiensten.

Daarnaast raad ik aan samen met je team te kijken hoe jullie slaapkwaliteit goed blijft. Hoe beter je toch een soort van ritme kunt krijgen in je onregelmatige ritme, hoe beter jullie je werk kunnen uitvoeren. Denk aan het kiezen van diensttijden die met de klok mee roteren (bijvoorbeeld avonddienst-nachtdienst-ochtenddienst) en niet tegen de klok in. Kies daarnaast voor ploegendienstschema's met een snelle rotatie (drie à vier dagen). Je lichaam gaat er na dag vijf namelijk alles aan doen om je nieuwe schema vol te houden en dan kost het meer moeite om wéér te wisselen. Hoe sneller je rouleert, hoe meer je lichaam zich weer aanpast en niet went aan één soort ritme.

Vera Dokter (29) is al meer dan elf jaar verpleegkundige en zou niet meer zonder onregelmatige diensten willen. 'Het maakt me wie ik ben,' vertelt ze. Vera werkt dagdiensten (7.30-15.30 uur), avonddiensten (15.30-23.30 uur) en nachtdiensten (23.30-7.30 uur), inclusief weekends. De werkgever probeert zo veel mogelijk de diensttijden met de klok mee te laten roteren. Voor elke dienstsoort heeft ze een strak ritme waar ze zich goed aan houdt. In plaats van één heeft Vera dus drie ritmes.

'Slapen overdag is voor mij geen probleem als ik uit een nachtdienst kom. Ik ga eigenlijk direct wanneer ik thuis ben mijn tanden poetsen en naar bed. Ik slaap tot ongeveer 16.00 uur. Vaak maak ik tijdens nachtdiensten geen andere plannen, zodat ik kan varen op wat mijn lijf wil. Dat kan zijn sporten of juist een rustige activiteit.' Als het lukt traint Vera zo veel mogelijk bij haar CrossFit-box en probeert ze zo gezond mogelijk te eten.

Het lijkt allemaal makkelijk voor Vera, en wellicht komt dat doordat het bij haar in de familie zit: haar moeder, tante, en een aantal nichten hebben allemaal ploegendiensten. 'Ik ben het inmiddels gewend, maar zie weleens mensen na een aantal jaar vertrekken, omdat zij het te heftig vinden. Het zit echt in mijn familie, niemand lijkt er moeite mee te hebben. Dat is echt puur geluk.'

Jetlag

Een jetlag is een acute vorm van een onregelmatig ritme. Leef je dus altijd met een ritme en ga je op reis naar een ver land, dan is de kans groot dat jij ontzettend last krijgt van een jetlag. Word je toch nog beboet voor je onwijs goede ritme, dat dan weer wel. Maar het positieve: hoe langer je op reis gaat, hoe beter je lichaam kan wennen aan je nieuwe ritme, dus dat is een zeer goed argument om extra lang op reis te gaan. Om toch lief te zijn voor je biologische klok is het raadzaam om te vliegen met gunstige tijden, dus vertrek op een normaal tijdstip in Nederland. Kom je in de ochtend aan, zorg dat je meteen veel licht krijgt. Ga naar buiten en stap direct in de tijd van je nieuwe bestemming. Laat je biologische klok triggeren met veel beweging, licht en het nieuwe ritme. Het is stressvol voor je lichaam, ineens schakelen, maar aangezien jij meteen in een zen-modus komt van vakantie zal je lichaam er alles aan doen om zich zo snel mogelijk in het nieuwe ritme te dompelen. Dit kan gepaard gaan met een paar dagen dezelfde klachten als die je kunt ervaren met slecht slapen, maar het is een verwerkingsproces van je lichaam. Je kunt ook niet van de ene op de andere dag een pro zijn in bijvoorbeeld de formule 1. Je lichaam ziet dit precies zo: dat kan niet van de ene op de andere dag een totaal ander ritme aannemen. Over de formule 1 gesproken: ik las laatst dat Max Verstappen zelfs slaapexperts in zijn team heeft. Die proberen te allen tijde gunstige tijden voor de wedstrijden te regelen en als het alsnog een tijdstip is dat voor Max een grote jetlag kan veroorzaken, dan begint hij in Monaco al met het ritme aannemen van het land waar hij de wedstrijd heeft. Hoe geweldig is dit?

Slaap inhalen

Om maar meteen met de deur in huis te vallen: slaap inhalen heeft geen enkele zin. Je hersenen denken niet: ik heb gisteren maar drie cyclussen kunnen doen, dus als je me nou vanavond zes slaapcyclussen geeft, dan ben ik weer helemaal oké. Sterker nog, doordat je langer dan normaal slaapt raakt je ritme nog meer in de war. Als je een slechte nacht hebt gehad, accepteer je het (balen mag zeker) en ga je de volgende dag gewoon weer volgens je vaste bedtijd naar bed. Wil je toch genieten van je vrije ochtenden in het weekend? Ga dan voor een relaxed ochtendprogramma, zolang je maar uit bed komt.

Powernap

Slaapexpert Tim Leufkens moest lachen toen ik begon over powernaps. 'Noem het alsjeblieft gewoon een dutje. Powernap is gewoon een populair woord en niets anders dan een normaal dutje, het heeft niets met power te maken.' Een dutje is een kort rustmoment op het midden van de dag. Als je een slechte nacht hebt gehad of een extreem drukke ochtend, is het fijn om gedurende de dag een dutje te doen. Hou een dutje altijd korter dan dertig minuten, anders beland je in een diepe slaap en werkt het averechts. Ken je dat gedesoriënteerde gevoel als je na een uit de hand gelopen dutje wakker wordt op de bank? Je lijkt dan wel meer moe dan ervoor. Een dutje is bedoeld om je lichaam even de tijd te geven om op te laden om de rest van de dag door te komen, dat is het enige nut. Om echt goed uit te rusten heb je een volledige nacht nodig. Om de associatie tussen je slaapkamer en diepe slaap te behouden, kun je een dutje het best doen op de bank of een fijne stoel.

Snoozen

Het lijkt alsof de tijd sneller gaat in de ochtend dan in de middag. Nog steeds wacht ik op een bevestiging uit de wetenschap dat het inderdaad zo is dat er maar veertig seconden in een minuut zitten op de vroege morgen. Dat zou een hoop verklaren. Vroeger pakte ik direct mijn telefoon erbij als de wekker ging, in de hoop dat het felle licht zou voorkomen dat ik weer in slaap viel. *Gosh*, wat kon snoozen heerlijk zijn.

Ondertussen denk ik er anders over. Je hebt vast al het vermoeden dat snoozen voor een energieke ochtend not done is. Stop met snoozen. Per direct. Zorg ervoor dat je in de ochtend direct aanstaat en voorkom dat je gaat onderhandelen met jezelf. Ik weet hoe lekker snoozen kan zijn, echt waar. Maar denk eens na over het volgende: vroeger kon ik zo tot 45 minuten snoozen. Als ik die 45 minuten per dag bij elkaar optel, zijn dat in totaal 11,4 dagen per jaar. Ik had 11 volle dagen kunnen besteden aan het schrijven van een boek, mijn vrienden, sporten, hobby's of gewoon iets anders actiefs waar ik in mijn leven wat aan had.

Snoozen is voor losers, zeg ik weleens tegen mijn vrienden. Het besef hoeveel tijd je ermee 'verspeelt' is al een goed begin om je nieuwe ochtendroutine straks te kunnen aannemen. Daarnaast verstoor je elke keer dat je snoozet je slaapcyclus een beetje. Denk als je je weer wilt omdraaien ook eens aan je hersenen, aan hoeveel moeite het elke dag kost om op te starten op deze manier. Jij wilt toch ook ver komen in *De slimste mens*?

PERFECTIE BESTAAT NIET.

Geduld is een schone slaap euh... zaak!

Beter slapen om een succesvol ochtendmens te worden. Beter slapen om je dag energiek te beginnen, waardoor de wereld aan je voeten ligt. Wees geduldig tijdens het experimenteren en het opbouwen van jouw perfecte slaapritme. Toen ik eenmaal de theorie begreep, dacht ik dat aanpassingen maken in mijn levensstijl appeltje-eitje zou zijn. Dat bleek toch een stuk lastiger te zijn dan gedacht. Gelukkig kwam ik er tijdens mijn uitgebreide gesprekken met onder anderen slaapexpert Tim Leufkens en Els Møst achter dat ook zij helemaal geen perfecte slapers zijn. Dat gaf me rust. Weten hoe je goed moet slapen betekent niet dat het ook altijd wil lukken. Er zijn gewoon zo onwijs veel verschillende factoren die je slaap kunnen beïnvloeden, zowel negatief als positief. Door beetje bij beetje aanpassingen te maken, zul je zien dat je algauw 50 procent beter slaapt. Straks ga je aan de slag met de rest van je energieke DGM-ochtendroutine, waardoor je 's avonds ook weer sneller in slaap zult vallen.

Het kost geduld. Heel veel geduld. Je hebt het zelf in de hand. Er is maar één iemand die verandering kan aanbrengen in je slaapkwaliteit: jijzelf. En weet je wat er dan gebeurt? Juist, je wordt enthousiaster, vrolijker, creatiever, alerter, energieker, productiever, mentaal sterker en nog veel meer. Je bent klaar om je dromen waar te maken en doelen te bereiken. Klaar om energiek uit bed te springen om aan de slag te gaan met je DGM-ochtendroutine!

Stap 2 van de DGM-ochtendroutine

EERDER OPSTAAN

Goedemorgen! Na een geweldige nacht is het nu tijd om eerder op te staan. Door een paar minuten, een kwartier, een halfuur of een uur eerder uit bed te springen, verander je langzaam steeds meer in de persoon die je graag wilt zijn. Je gaat een eigen ritme creëren en komt steeds meer los van het ritme dat van je wordt verwacht. Nog voordat je werk of verplichte afspraken beginnen, maak je tijd voor jezelf en stoom je jezelf klaar voor een energieke dag. Wellicht denk je nu: ho, maar wacht even, ik moest toch goed slapen? En nu moet ik ineens eerder uit bed? Toch ga je je juist door eerder uit bed te komen energiek voelen, vooral als je een passend slaapritme hebt. Dat ga je gedurende de stappen steeds meer begrijpen en ervaren.

Stap 2 van de succesformule is eerder opstaan en in dit hoofdstuk ga ik je helemaal gek maken om die deken eerder van je af te gooien. *Let's do it!*

In de verte hoor ik een keiharde piep in mijn oor. Ik weet niet waar ik ben, maar ik voel me niet veilig. Ik kijk om me heen, herken ik iets? Het ziet eruit alsof ik op een verlaten industrieterrein sta waar nooit iemand mij gaat vinden. Ik heb dit terrein nog nooit gezien, en ik hoop het ook nooit meer te hoeven zien. Het ziet er afschuwelijk duister uit. Ben ik ontvoerd? Hoe ben ik hier terechtgekomen? Mijn grootste angst is om ontvoerd te worden en nu lijkt het alsof die grootste nachtmerrie is uitgekomen. Het enige wat ik hoor is die piep. Het komt uit een loods die ik verderop zie. Er schijnt een fel licht door deuren die op een kier staan. Ik kijk nog één keer om me heen of ik echt niemand zie en besluit dan om keihard te rennen. Keihard te rennen naar het felle licht dat uit de deuren van de loods komt. Mijn hoop is dat ik daar iemand zie die ik ken, die me in veiligheid kan brengen. De afstand lijkt kort, maar er komt geen einde aan. De piep wordt harder en harder. Ik probeer mijn handen voor mijn oren te doen en hou mijn hoofd naar beneden. Het geluid is ondragelijk. Dan zie ik plots een schaduw en weet ik dat er iemand achter me aan komt. Ik word achtervolgd. Mijn hart zit in mijn keel en met zweetdruppels langs mijn handen probeer ik zo hard als ik kan te rennen. Naar die piep, die vreselijke piep. Zolang de persoon die me volgt me maar niet inhaalt. Ik ben doodsbang. Wanneer ik denk nog twee meter te moeten rennen, voel ik een harde klap op mijn schouder, het is een grote hand die me naar achter duwt. Mijn leven flitst voorbij en... ik zit rechtop in mijn bed. Die piep is mijn wekker, die me inmiddels al minutenlang probeert wakker te krijgen. Althans, dat kan ik merken uit een sms van mijn huisgenoot. Dat de wekker wel erg veel lawaai maakt, waardoor zij ook wakker was geworden. Wat een vreselijke nacht.

Met nog een naar gevoel kijk ik naar de wekker. Het is inmiddels 8.35 uur en ik had er een halfuur geleden eigenlijk al uit moeten gaan. Elke keer als ik uit bed probeer te stappen, gooi ik de deken gauw over mijn hoofd. Ik ben te moe, en wat is het koud boven de deken. Ik probeer mezelf toe te spreken. Ik moet nu opstaan, anders mis ik de trein. *Boeiend, dan neem ik lekker ontslag en ga ik alleen nog maar slapen*, zegt een andere stem in mij. In een laatste poging om uit bed te komen, mopper ik tegen mezelf dat ik anders geen geld meer heb en ik weer bij mijn ouders moet wonen in Friesland. Ik schuifel waggelend naar de wasbak. Ik zou volgens de door mij bedachte routine nu een plens water in mijn gezicht moeten gooien. De laatste keer dat ik dat deed is inmiddels alweer een maand geleden, dus wat maakt het uit. Het is trouwens veel te koud om dat te doen, ben je gek? Ik pak mijn mascara en probeer nog voorzichtig te zijn, maar als ik bijna klaar ben met één oog moet ik niezen. Standaard. Elke ochtend weer.

Een paar minuten later ben ik aangekleed. Eigenlijk is de combinatie van mijn schoenen en de kleding allesbehalve modieus, maar inmiddels zijn mijn collega's dat wel gewend. Met mijn tas om mijn arm ren ik naar beneden. Stampend, blijkbaar, aangezien mijn huisgenoot sms't of het wat zachter kan. Ik pak gauw een banaan en hol naar buiten. Gelukkig heb ik inmiddels een supersnelle manier gevonden om mijn fiets te bevrijden van alle twee de grote sloten. Een eigen rap-half-zingend-liedje dat ervoor zorgt dat ik binnen tien seconden op de fiets zit.

> '3, 2 grote slot, 1, 0 dat ging vlot. Gooi hem om mijn stuur,
> nu nu sleutel erin, zo klaar... dat scheelde een uur.'

Klinkt een beetje gek, maar het werkt. Mijn zelfbedachte rap zorgt ervoor dat het losmaken van mijn fietsslot het snelst ging van de hele ochtend. Toch nog iets.

Het is slechts vijf minuten fietsen naar het station, maar helaas hebben de toeristen en alle inwoners van Utrecht besloten om op precies hetzelfde tijdstip als ik te gaan fietsen. Er staan fietsfiles voor elk stoplicht en meneer Sloom die voor mij fietst heeft geen enkel idee in welke wereld hij zich bevindt. Het liefst wurm ik me erlangs om hem in te halen. Net als ik wil inhalen fietst hij ineens harder en wanneer hij zo langzaam fietst dat ik bijna omval, is de weg te smal om hem in te halen. Ik moet een beetje lachen in mezelf; wat ben ik vanochtend weer heerlijk chagrijnig. Ik besluit het maar niet te doen. Zul je net zien dat deze man John de Mol is en staat er morgen in alle kranten dat een 23-jarige chagrijnige meid hem twéé keer heeft overreden, expres en met opzet. Daar gaat mijn tv-carrière. Nee, niet handig. Ik fiets gauw door.

Nog drie minuten om de trein te halen. Ik zwaai naar de conductrice. Ze ziet me. Ze maakt een beweging met haar arm dat ik echt harder moet rennen als ik het wil halen. Tuurlijk, laat me anders ook nog even extra bewegen op deze vreselijke ochtend. Vlak voordat er gefloten wordt, spring ik de trein in en weet op een centimeter na haar gezicht te ontwijken. Ik leun op mijn knieën en snak naar adem. Top, het halletje staat vol mensen die me geïrriteerd aankijken. Wat een heisa maakt dat mens, hoor ik hen denken. Ik probeer een bedankje uit te brengen voor de conductrice en zo snel mogelijk het halletje te verlaten. Ik heb net John de Mol overreden, mijn tv-carrière verpest, en heb nog mascara tot aan mijn kin en ik heb geen stoel in de trein kunnen vinden. Ik haat ochtenden.

Gehaaste ochtenden hebben we allemaal. En we weten allemaal wat we eraan kunnen doen: eerder opstaan. Het is alleen zoveel makkelijker gezegd dan gedaan. *I feel you.* Je bed is zo heerlijk warm en ach, die paar minuten lijken geen verschil te maken. Tot je de volgende ochtend weer zwetend, gehaast en geïrriteerd achter je bureau zit, in de vergadering stapt of op het schoolplein je kids haastig uitzwaait omdat je gauw door moet. Ik heb dat ook allemaal jaren gehad (behalve die kids, want die heb ik niet, maar je snapt me).

Maar hoe zou je leven eruitzien als je wél elke dag vrolijk uit bed stapt? Als je wél uit bed komt zodra de wekker gaat, of zelfs eerder, zoals ik dat deed in 2014, en zo zeeën van tijd creëert? Wat gebeurt er met je dag als je tevreden het kantoor binnenstapt, je kinderen enthousiast uitzwaait of de tijd hebt om even een bakje koffie te halen op het station, omdat je weer eens zo goed op tijd bent?

Hoe het ook kan...

Dezelfde ochtend, maar dan een aantal jaar later. Nog steeds in mijn studentenkamer. Ik word wakker uit een nare droom, zit zwetend rechtop in mijn bed en denk: het was maar een nachtmerrie. Gelukkig maar. Inmiddels lach ik er zelfs een beetje om en vraag me af wat het universum me probeert te vertellen. Binnen een paar seconden sta ik naast mijn bed en druk de wekker alvast uit. In de spiegel boven de wasbak zie ik twee kleine oogjes. Ik gooi een plens water in mijn gezicht en voel ineens een stukje alertheid door de kou die door mijn lichaam schiet. Gauw trek ik de sportkleding aan die ik gisteravond heb klaargelegd en ik loop zachtjes de trap af. Beetje rekening houden met je huisgenoten kan geen kwaad.

Met nog vijftig minuten op de klok besluit ik vanochtend een havermoutpapje te maken. Pannetje op het vuur, water en havermout met een geprakte banaan in de pan en vervolgens al roerend zo veel mogelijk extraatjes toevoegen. Noten, rozijnen, honing en blauwe bessen. Met een goed ruikend ontbijtje loop ik naar de achtertuin van het studentenhuis. Ik heb genoeg tijd voor een work-out van een kwartier. De zon komt al langzaam op en ik voel de eerste zonnestralen op mijn gezicht komen. Ik geef mezelf een opbeurend compliment en begin aan mijn work-out. Ik wissel twee minuten touwtjespringen af met verschillende oefeningen zoals burpees, mountain climbers, jumping jacks en crunches. Binnen enkele minuten ben ik onwijs aan het zweten en na de laatste minuut plof ik tussen het onkruid, met zweet tot aan mijn billen. Mijn gevoel ging letterlijk van *Wat een hel* naar *Mijn hemel, wat is dit lekker*, en ik geef mezelf een schouderklopje. In het zonnetje eet ik mijn ontbijt op, bijna al fluitend, zoveel energie heb ik gekregen van deze korte work-out. Dit heb ik toch maar weer gedaan! Nu douchen en door naar mijn werk.

Met mijn zelfgemaakte rap haal ik lachend mijn fiets van het slot af. Via de Amsterdamsestraatweg naar Utrecht Centraal Station. Ik zie klungelende toeristen en moet lachen. Die gaan nooit overeind blijven met al die drukte rond dit tijdstip. '*Are you okay?*' vraag ik een van de toeristen, half lachend. Er fietst een man voor me in een langzaam tempo. Ik twijfel of ik hem moet inhalen. Voor ik een besluit kan nemen, beukt een gehaaste en chagrijnige fietser de man omver en roept: 'Kun je niet gewoon aan de kant gaan?!'

De arme man ligt op het fietspad en iedereen fietst gehaast om hem heen. Ik bedenk me geen seconde en help hem overeind. Ik schrik als ik zijn gezicht zie. Niet omdat er een schrammetje op zit, maar ik herken hem. Het is John de Mol! Heb ik nou gewoon John de Mol geholpen, als enige vrolijke meid op de vroege morgen? Met een brede lach vraag ik of hij oké is. Zal dit morgen in alle kranten staan? LIEVE MEID NEEMT DE MOEITE OM JOHN DE MOL OVEREIND TE HELPEN EN KRIJGT EEN EIGEN OCHTENDPROGRAMMA. Mijn officiële tv-carrière is begonnen.

Fluitend met een bak verse koffie van de Starbucks in mijn ene hand en het nummer van John de Mol in mijn andere hand stap ik de trein in. Er is geen plek, maar dat geeft niet. Ik ben klaarwakker en helemaal *ready to go*. Deze dag kan nu al niet meer stuk. Wat zijn de ochtenden toch heerlijk.

"In 2018 vond ik Dear Good Morning via social media. Ik werd gelijk geprikkeld door het enthousiasme van Lienke. Zo wil ik me ook weer voelen op de vroege morgen. Het zorgde dat ik de knop kon omzetten om na mijn ongeluk weer elke morgen het mooie van de wereld te zien.

– Renate Debets"

Waarom jij eerder moet opstaan

Voor het woord 'moeten' ben ik allergisch, maar voor de ochtenden maak ik een uitzondering. Zo'n ochtend is meteen 180 graden gedraaid door simpelweg eerder op te staan. En dan heb ik het nog niet eens over het extra moment dat je in de ochtend hebt gecreëerd om te sporten. Nee, puur door meer tijd te nemen in de ochtend begin je je dag totaal anders dan gewoonlijk. Het klinkt supersimpel, maar wees eens eerlijk: wanneer heb jij voor het laatst echt de tijd genomen in de ochtend? Het liefst zou ik je nu door elkaar willen schudden, je in je ogen aankijken en zeggen: 'Doe het, sta eerder op en ga ontdekken wat voor mooie gevolgen het voor je heeft.' Met deze simpele stap til je je leven algauw naar een hoger, mooier en positiever niveau. Kijk maar eens naar het onderstaande rijtje.

Een energieboost

Sta je elke dag op hetzelfde moment op en ga je vervolgens direct aan de slag? Dan zal je lichaam je belonen met een hoop energie. Een duidelijk ritme zorgt ervoor dat je lichaam weet dat het weer tijd is voor een productieve dag en zal helpen om alles 'aan' te zetten en jou de nodige energie te geven.

Je hebt meer tijd voor jezelf

Stel: je kiest uiteindelijk voor 1 uur eerder opstaan, dan heb je gemiddeld (we laten vakantie- en vrije dagen er even buiten) 240 uur extra per jaar. Dat zijn 10 extra dagen over het hele jaar. 1,5 week extra die je voor jezelf creëert als je eerder opstaat, die tijd investeer je in jezelf en in wat jij wilt doen in je leven. Die 240 uur kunnen natuurlijk ook zo richting de 365 uur gaan, die keuze ligt volledig in jouw handen.

Begin goed, al goed

Je hebt een doel gesteld en dit gehaald, namelijk eerder uit bed stappen. Dat geeft je een gevoel van euforie. Een goede, positieve start geeft je de rest van de dag energie. Je kunt op de vroege morgen al gelijk één activiteit van je to-dolijstje afstrepen en nog een leuke ook. Klaar voor de dag, *bring it on!* Dit gevoel van succes zorgt ervoor dat je steeds meer wilt gaan ondernemen. Wie weet ontdek je nieuwe hobby's, ontmoet je nieuwe mensen of creëer je zelfs nieuwe baankansen.

Je bent de wereld voor

Hoe lekker is het als de wereld nog slaapt, maar jij in alle rust je eigen ding kunt doen? Geen afleiding, geen opdrachtgever die je belt, en als een van de weinigen op straat. Je begint je dag met een gevoel van rust en dat is een goed startpunt voor de rest van je dag. Het helpt je beter omgaan met stress en vervelende situaties. Je bent minder snel hysterisch dan wanneer je een gehaaste ochtend hebt gehad.

Een moment waar jij de regie over hebt

Wanneer heb je voor het laatst iets met en voor jezelf ondernomen, iets waarbij alleen jouw mening telt en je geen rekening hoeft te houden met je kinderen, je partner, je werk, vrienden of familie? Jij bepaalt en ook dat geeft een heerlijk gevoel. Uit onderzoek blijkt dat door focus op jezelf te leggen, je mentaal sterker wordt. Dit zorgt dat je gedurende de dag ook sterker in je schoenen staat en sneller voor jezelf durft op te komen.

Een betere nachtrust

Als je eerder opstaat en actief en vrolijk aan de dag begint, zul je aan het einde van de dag eerder moe zijn. Je doet meer, wilt meer, en je lichaam is al eerder aan het werk om jou energie te geven. In de avond zal de brandstof in je motor eerder op zijn en val je sneller in slaap.

Ik ben je nu al zo dankbaar! Man, wat was dit fijn vanochtend. Heb mijn wekker alweer gezet voor morgenochtend 6.30 uur. Je motiveert mij enorm, sinds dag één. Duizendmaal dank.

– Eva van Hensen

Bereid je ochtend voor

Om de eerste minuten van je ochtend zo mooi, energiek en leuk mogelijk voor jezelf te maken, is het verstandig om je ochtend enigszins voor te bereiden. Net zoals je ochtendroutine heb je ook een avondroutine, zoals nog even naar de wc voor het slapengaan, tandenpoetsen en je werkspullen voor de volgende dag klaarleggen.

Kies jouw moment uit

Het belangrijkste besluit dat je in de avond gaat nemen heeft invloed op je hele ochtend. Hoeveel eerder ga je opstaan? Hoeveel minuten is voor jou realistisch om eerder op te staan?

Emma (25) heeft het idee dat zij geen overduidelijk ochtend- of avondmens is. Haar wekker staat dagelijks op 7.30 uur om op tijd op haar werk te zijn. Ze hield een tijdje een notitieblok naast haar bed en merkte dat ze eigenlijk altijd rond 22.30 uur naar bed gaat en standaard om 7.00 uur wakker wordt. Ze pakt dan haar mobiel om het nieuws te lezen en op social media te gaan. Om 7.30 uur staat ze op om zichzelf klaar te maken voor haar werk. Je raadt het al: zonder slaap in te leveren kan Emma dertig minuten winnen per ochtend en deze gebruiken voor een ochtendroutine waar ze energie van krijgt: sporten!

Pim (38) is een echt avondmens. Althans, dat denkt hij. Hij slaapt zeer onregelmatig, maar voelt zich energiek in de avond. Toen ik hem vroeg zijn slaapuren te noteren, bleek hij gemiddeld rond 0.30 uur naar bed te gaan en rond 8.30 uur op te staan. Hij had een klein halfuurtje om zich klaar te maken en de trein te halen. Ook al had hij een hekel aan de ochtend, hij wilde mijn experiment wel aangaan om elke dag vijftien minuten eerder op te staan voor een work-out. Hiervoor moest hij mij wel beloven dat hij 's avonds nog steeds om 0.30 uur naar bed zou gaan. Puur voor de vergelijking. De eerste twee weken kwam Pim slecht in slaap, maar hij stond netjes om 8.15 uur naast zijn bed. De derde en vierde week ging het slapen beter en werd hij enkele keren uit zichzelf om 8.15 uur wakker. Dit is al een grote ommezwaai voor Pim, maar ik durf te wedden dat hij over enkele maanden eerder naar bed gaat om nog eerder op te staan, want die vijftien minuten maken hem nu al een leuker mens. Ja, Pim, dat is echt zo!

Voor Emma kan 7.00 uur goed werken, voor Pim is 8.15 uur nu perfect. Er is geen magisch tijdstip op de vroege morgen dat jou garandeert dat je energiek en succesvol uit bed springt; het verschilt per persoon. Veel boeken beweren dat 5.00 uur hét moment is om op te staan, ik beweer dat jij zelf kunt ontdekken wat het best voor jou werkt. Ik geloof niet dat Pim gelukkig wordt als ik hem aanspoor om vanaf nu om 5.00 uur op te staan. Waar ik wel in geloof is dat je vanuit jezelf een heel uur eerder wilt opstaan als je na een tijdje de voordelen begint te merken.

Kijk eens goed naar jouw ochtend en spreek met jezelf af hoeveel minuten je makkelijk kunt besparen. Snooze je weleens? Meteen stoppen. Zit je een kwartier op Instagram te scrollen? Niet nodig. Kies een tijd uit waarop je naast je bed gaat staan. Mijn advies is om met kleine stapjes te beginnen, zodat je je huidige ritme niet te veel verstoort. Bouw langzaam op, zodat je lichaam kan wennen en je kunt aanvoelen wat deze aanpassing met jou doet.

Er wordt vaak aan mij gevraagd hoe laat ik opsta, maar het gaat hier echt om jou. Mijn hemel, wat ben ik blij dat we allemaal verschillend zijn en niet allemaal op hetzelfde moment opstaan, dan zou het ineens heel druk zijn wanneer ik in mijn bubbel zit. Laten we allemaal een moment pakken tussen 4.00 uur (voor de diehard-ochtendmensen) en 9.00 uur en hier onze eigen tijd volledig in claimen. Als je nachtdiensten draait, dan mag je natuurlijk een andere tijd kiezen.

Zet alvast klaar wat je nodig hebt

Ik lees weleens dat andere ochtendfanaten aanraden om te slapen in je sportkleding om tijd te besparen. Dat vind ik zelf te ver gaan, maar je sportkleding of de spullen die je nodig hebt voor je ochtendmoment klaarleggen is wel noodzakelijk. Van het neerleggen van je kleding en je ondergoed tot aan je bidon met water. Dat zorgt voor snelheid op de vroege morgen, maar je gaat ook minder snel twijfelen of je wel of niet gaat. Het ligt allemaal al binnen handbereik en het is het eerste wat je ziet als je bent opgestaan. Een mooie herinnering aan de motivatie die je in de avond had. Een lief briefje voor jezelf neerleggen kan ook helpen, met motiverende woorden die je de volgende ochtend kunt lezen.

Je wekker zetten

Het laatste, maar het allerbelangrijkste: je wekker zetten. Zet wanneer je dit leest direct je wekker, dan is er geen weg terug. Je gaat de volgende dag direct proberen eerder op te staan. Uitstellen of wachten op het juiste moment zorgt ervoor dat je nooit begint. Eén ding is zeker: het voelt nooit als het juiste moment om te beginnen, dus waarom niet nu? Dus. Doen. Ik sta achter je. Op dit moment stuur ik je energie toe. Waarom? Omdat jij morgenochtend eerder gaat opstaan en het verdient. Daarom.

Vul op pagina 201-203 de tijd in waarop je je wekker gaat zetten. Doe dit met een potlood, want in no time begin jij vast en zeker aan nog eerder opstaan! Kies daarbij vooral voor een realistische tijd. Mocht je nog erg moeite hebben met je slaapuren en de kwaliteit ervan, begin dan slechts met enkele minuten tot maximaal twintig minuten eerder opstaan.

Elke minuut van de ochtend benutten

Elke stap die je maakt op de vroege morgen is letterlijk en figuurlijk van essentieel belang om alle positieve gevolgen die ik zojuist beschreef te ervaren. Weet je wat het is? Als we opstaan zijn we direct gefocust op het doel van de dag of denken nog terug aan het leuke feestje van gisteren. We herinneren ons dat we straks nog boodschappen moeten doen of realiseren ons dat we gisteren onze ouders zijn vergeten te bellen. In de ochtend zijn we vaak niet bezig met datgene wat we op dat moment aan het doen zijn, namelijk het opstarten van de dag zelf.

Hoogstwaarschijnlijk stap jij uit bed, automatische piloot aan, en zit je, zonder enig idee wat je eigenlijk allemaal hebt gedaan, in de auto of op de fiets naar je werk. Dat was dan de ochtend. Niets spannends aan. Elke minuut die je had in de ochtend is voorbijgevlogen en als ik je nu zou vragen wat je allemaal gedaan hebt, is het waarschijnlijk naar het toilet gaan, douchen, aankleden en de deur uit vliegen met een ontbijtje in je hand. Niets mis mee, maar dit klinkt in mijn oren als geleefd worden. De ochtend is voorbijgevlogen en de maatschappij roept je voor je plicht, nog voordat je een moment voor jezelf hebt gehad. En dit zal morgenochtend ook zo gaan. En overmorgen, en over-overmorgen.

Als je nu elke minuut, elke seconde zodra je wakker wordt eens bestudeert, erbij stilstaat en ze ervaart, heb je ineens een geheel andere ochtend. Je zult meer tevredenheid ervaren. Het geeft je de kans allemaal minisuccessen die je boekt bewust mee te maken die je anders over het hoofd ziet, omdat je in gedachten ergens anders was. Zonde. Door simpelweg te focussen op je huidige ochtendroutine kan er al zoveel moois ontstaan. Je gaat kansen zien om jezelf te verbeteren en uit te dagen. Je gaat meer plezier hebben met jezelf en gunt jezelf vaker een beloning. Ik vertel je graag meer over hoe je je standaardochtendroutine leuker kunt maken. En dat begint allemaal met de eerste stap: bewust uit bed springen.

De 15-seconderegel

Om zelf snel uit bed te stappen en te kunnen beginnen aan mijn ochtendmoment heb ik de 15-seconderegel bedacht. En ja hoor, het werkt! Al jarenlang pas ik deze regel toe en voorkom ik dat ik met mezelf ga onderhandelen over het moment van opstaan. Deze 15-seconderegel helpt om van het opstaan een uitdagende game te maken. De stappen die je zet doe je al jaren, daar is niets nieuws aan. Door je echter nu heel bewust te focussen op deze activiteiten ben je in no time klaar voor een mooie ochtend.

De 15-seconderegel gaat als volgt: zodra je wakker wordt begin je met tellen van 1 tot 15. In die kwart minuut voltooi je vier activiteiten:

- De deken van je af gooien
- Uit bed stappen
- De wekker uitzetten
- Het licht aandoen

Zorg dat je in de avond alvast de weg naar je wekker en naar je lichtknop vrijmaakt, want in die 15 seconden kun je nogal hard op je bek gaan. Been there, done that. Dan begint je ochtend direct met een letterlijke smakker. Heb je kinderen? Check dan goed of er niet nog een treintje of een autootje ergens rondslingert.

Benader deze 15 seconden echt als een spel. Lukt het niet binnen 15 seconden? Dan ben je af en mag je terug naar bed. Oké, grapje, dan moet je het morgen nog eens proberen. Blijf het proberen, want hoe eerder je het doet, hoe beter het voor je gaat werken. Bedenk ook dat duizenden mensen in Nederland dit spelletje meespelen en als je net zoals ik een beetje competitief bent, dan wil je sowieso winnen!

Deken van je af gooien (5/15 seconden)

Lekker simpel, maar o zo belangrijk. Je gooit direct die deken van je af en wordt wakker van de koude lucht. Of ben jij zo'n type dat eerst je armen boven de dekens haalt, daar vervolgens minuten van moet bijkomen, teentje voor teentje onder de dekens uit steekt en twijfelt of je er wel klaar voor bent je hele been onder die fijne deken uit te halen? We maken het onszelf soms zo lastig. Als ik naar mezelf kijk, heb ik altijd twee stemmen in mijn hoofd, elke ochtend weer.

> 'Nee, ik wil niet uit bed, mijn deken is zo fijn.'
> 'Jawel, ga nou opstaan, je wilt sporten, je weet hoe je je dan voelt.'
> 'Nee, oké, nog even één minuut blijven liggen, dan mag ik.'
> 'Je komt nu uit bed, anders ga je stressen dat je achterloopt en ben je chaggie.'
> 'Maar deze deken is echt zó lekker!'
> 'Bitch.'
> 'Trut.'

Eigenlijk zouden we allemaal een automatisch bed moeten hebben. Eentje dat je eruit gooit zodra je wekker gaat of een systeem waarbij de deken van je af wordt gegooid en nog even wappert, zodat je die koude vlagen voelt. (Ik deed dit weleens voor de grap bij mijn ex-vriend; geen wonder dat we uit elkaar zijn.) Of je gooit gewoon de deken van je af. Daar krijg je in deze regel 5 seconden voor.

Uit bed stappen (2/ 15 seconden)

Het viel mij op dat er maar weinig wordt geschreven over het allereerste moment van het daadwerkelijke opstaan: het plaatsen van je voeten naast je bed. Deze allereerste stap, het letterlijk plaatsen van je voeten naast je bed, vraagt grote discipline, vooral op de dagen dat je liever weer terug in bed springt. Daar mogen we ons heel bewust van zijn.

Sta eens stil bij het moment dat je uit je bed stapt. Het is je gelukt! Het is gewoon gelukt om weer de deken van je af te slaan, rechtop in je slaapkamer te staan en te beginnen aan een nieuwe dag. Geloof me, duizenden, nee, miljoenen mensen willen dit ook. Ze willen wel eerder opstaan, maar doen het niet. Jij daarentegen doet het gewoon even binnen 2 seconden! Doe het met volle focus en wees trots op het tweede minisucces dat je zojuist hebt behaald.

Je wekker zoeken en uitzetten (5/ 15 seconden)

Daar ga je dan. Je hoort de piep maar weet niet waar het vandaan komt. Dat doet me denken aan mijn nachtmerrie. Misschien toch maar eens een leuk liedje als wekker kiezen. Je hebt ook wekkers die wegrennen en waar je echt achteraan moet gaan. Hoe tof is dat? Maar nee, ik heb gewoon een simpele piep als wekker, gewoon op mijn iPhone. Die heb ik uiteraard wel op vliegtuigmodus en gebruik ik 's avonds niet meer in verband met het blauwe licht. Dat werkt voor mij toch het best, terwijl mijn beste vriend alleen maar kan opstaan met vogelgezang. Ieder z'n ding.

Je wekker ergens anders neerzetten kan helpen om snel uit bed te stappen. Zeker wanneer je iemand naast je hebt liggen die er nog niet uit hoeft of omdat je je kinderen niet wakker wilt maken. O... en wellicht heb je nog wel een huisgenoot die je te vriend wilt houden. Snel uit bed om die wekker te vinden!

Vind je je wekker verstoppen iets te ver gaan? Investeer dan in een wekker waar je vrolijk wakker van wordt. Denk aan een radiowekker, een wekker waar je zelf iets kunt inspreken (ja, echt!) of een wekker met een lamp erin. Zolang je maar de snelheid van het spel erin houdt: binnen 5 seconden die wekker weer uitzetten. Nog een tip: er zijn onwijs veel leuke wekker-apps voor op je telefoon, zoals Alarmy: een wekker die je alleen uit kunt krijgen als je eerst een sommetje oplost of waarbij je direct een opdracht moet uitvoeren. Je kunt ook een wekkerradio nemen, zodat je wakker wordt met je favoriete radiostation, of een rijdende wekker, die na het indrukken van de snoozeknop van je nachtkastje af rijdt waardoor je wel uit je bed moet komen om hem uit te zetten.

Licht aandoen (3/15 seconden)

Heb je een lichtknop naast je bed? Druk deze direct in zodra je wakker bent, gooi de deken van je af en ren vervolgens naar een andere lamp om die aan te doen. Je mag je eigen game wel een beetje actief maken!

Daglicht is het beste wat je je lichaam kunt geven. Helaas is het negen van de tien keer nog donker buiten als je de gordijnen opengooit. Hoi, Nederland. Dan maar werken met je eigen lichten in de woonkamer. Het liefst zijn je lichten een geel-roodachtige kleur, zodat het lijkt alsof de zon langzaam opkomt in je kamer. De ultieme manier om rustig wakker te worden, want je lichaam zal denken: goh, wat een mooie zonsopkomst. Tijd om wakker te worden! Toch weer die natuurlijke klok die je blij kan maken. Gooi vooral een raam open voor wat frisse lucht als het kan.

Wat ik altijd doe is mezelf wijsmaken dat ik een miljoen euro ontvang als ik de 15-secondenregel heb gehaald. Het is jammer dat ik het niet zal krijgen, maar dat spelelement werkt bij mij heel goed. Hoe vaker het me lukt, hoe meer ik geloof dat dat miljoen mijn kant op komt.

Complimenten uitdelen en lachen met jezelf

Je staat binnen 15 seconden naast je bed en je bent klaar voor een nieuwe en superenergieke ochtend. Daar mag je trots op zijn, dus waar blijft die smile? En bovenal: waar blijven die complimenten voor jezelf? Maak een grijns op je gezicht en als je je nog niet zo vrolijkt voelt, *fake it till you make it.*

We zijn goed in complimenten geven aan anderen, maar een compliment aan onszelf geven vinden we op de een of andere manier lastig. En dat terwijl je zo goed bezig bent. Je staat eerder naast je bed (compliment één), je hebt dit supersnel gedaan (compliment twee) en vervolgens maak je je klaar voor je extra tijd op de vroege morgen en heb je de intentie om meer te gaan bewegen (compliment drie). Door complimenten aan jezelf te geven, bedank je jezelf voor een goede start van de dag.

Wanneer iemand je vertelt dat hij of zij een vreselijke ochtend achter de rug heeft en baalt dat ze niet heeft gesport, zul je zeggen: 'Ach, kan gebeuren. Wellicht was je gewoon moe en is het goed dat je rust hebt genomen.' Maar wanneer je zelf een ochtend hebt waarop niets meezit, zul je dan hetzelfde zeggen of klaag je eerder over het feit dat je niet uit bed bent gekomen en ben je vooral heel boos op jezelf?

Jezelf een oprecht compliment geven zorgt ervoor dat je zelfbeeld wordt versterkt. Dus ook wanneer het niet goed gaat of het opstaan niet in 15 seconden lukte, zoek naar een compliment en geef dat aan jezelf. Je hébt de discipline om elke ochtend weer een moment te pakken om eerder op te staan. Je hébt elke ochtend weer de discipline om het te proberen. Complimenteer jezelf en lach met jezelf, en hou eens op met zo streng zijn voor jezelf.

Elke keer als ik bij het koffiezetapparaat sta van mijn kantoor, komen er verschillende freelancers rond dezelfde tijd voor een *refill*. Nog voor ik een gesprek heb gevoerd komen zij al met een preek. 'Ja, Lienke, ik heb vanmorgen geprobeerd eerder op te staan om te sporten, maar het lukte me niet. Dan zie ik jouw blije kop op mijn beeldscherm verschijnen en dan denk ik echt: hoe dan?'

Je mindset, zeg ik in gedachten, maar inmiddels heb ik geleerd me op dat moment in te houden. Het kost me te veel moeite en energie om nu een preek te beginnen, en daarbij wordt mijn koffie koud. Door jezelf te vergelijken met anderen, haal je jezelf naar beneden. We vergeten onszelf te complimenteren met datgene wat we wél doen, ook al zijn het nog de eerste stappen, puur omdat iemand anders het beter doet in onze ogen. 'Je hebt het geprobeerd, weet je wel hoe goed dat is?' zeg ik, terwijl ik met mijn warme bak koffie wegloop. 'Morgen een nieuwe dag, stuur anders als bewijs een foto naar mij!'

Weet je wat me pijn doet? Als ik 's ochtends door de stad fiets om vanuit de sportschool terug naar huis te gaan, zie ik alleen maar norse gezichten. Mensen die gehaast zijn en alles behalve zin in een nieuwe dag hebben. Je maakt het jezelf lastig; een lach is gratis. Zou de wereld niet veel mooier zijn als we in de ochtend naar elkaar zouden lachen? Een lach zorgt voor een stukje vrolijkheid naar elkaar toe. Ik deed eens een test: ik zei tegen iedereen die ik tegenkwam: 'Goedemorgen.' De meesten keken me raar aan en negeerden me. Een enkeling zei 'goedemorgen' terug en moest lachen. Ze bestaan wel, die vrolijke ochtendmensen, ze zijn alleen lastig te vinden.

Ik probeer mezelf aan te leren om altijd vrolijk te kijken op de vroege morgen. Op de fiets kon ik erg nors kijken, maar tegenwoordig zul je een vrolijke Lienke zien. Een lach, dat is toch een kleine moeite? Lach voor jezelf en lach voor anderen. Dit helpt echt, zeker op de vroege morgen.

Miss Schouderklopjes

Toen ik mezelf vorige maand voor de grap 'Miss Schouderklopjes' noemde wist ik het zeker: dit moet in mijn boek. Dit maakt wie ik ben, maar het brengt ook een vrolijke sfeer op de vroege morgen. Ik geloof hier heilig in, net zo heilig als dat ik geloof in de succesformule van dit boek. Elke morgen zodra ik opsta en de 15-secondenregel heb toegepast, sta ik voor de spiegel en geef ik mezelf een schouderklopje. Het is me toch maar weer gelukt: het eerder opstaan. Dit duurt slechts enkele seconden en daarna moet ik lachen. Mensen zouden me eens moeten zien. Het maakt dat ik in slechts enkele seconden van een slaperig, nog wakker wordend persoon, een hysterisch vrolijke Lienke word die klaar is voor de dag.

Ik kan het niet vaak genoeg zeggen, maar doe dit ook echt. Zodra je wakker wordt, moedig je jezelf aan en geef je jezelf een schouderklopje als het is gelukt. Helaas kan ik niet elke morgen naast je bed staan en je achternagaan gedurende de ochtend, maar anders had ik dat absoluut gedaan. Jezelf spontaan schouderklopjes geven is trouwens nog veel specialer en mooier dan wanneer je het doet onder lichte dwang van mij. Je hebt het helemaal zelf verdiend!

Hardop uitspreken wat je wilt

De ochtend is een nieuw begin. Een nieuw begin van alle nieuwe mogelijkheden. Liep het gisteren niet lekker? Lijkt jouw wereld even stil te staan en kom je maar niet vooruit? Dan is elke ochtend weer een nieuwe kans, een startpunt om het vanaf nu anders te gaan aanpakken. Elke ochtend als ik vanuit mijn kleine studiootje in Amsterdam achter de hoge gebouwen de zon zie opkomen krijg ik even kippenvel. De mooie rode lijnen in de lucht, alsof de zon je warmte wil geven en tegelijkertijd wil laten zien: *kijk, zo mooi is de ochtend, maak jij het zelf nog een stukje mooier met jouw ochten-*

droutine? Maar ook in de winter, wanneer de wereld grauw en somber lijkt, komt de zon toch voor je op en probeert ze met al haar kracht jou een fantastische lichte ochtend te geven. *No matter what*: de ochtend komt. Wellicht wel het enige échte houvast in je leven.

De ochtend is het moment om even kort de tijd te nemen om uit te spreken wat je wilt.

Mijn moeder zegt altijd: 'Roep naar het universum wat je wilt, iets waar je veel waarde aan hecht, en het zal op je pad komen.' Als puber vond ik het idioot, maar toch deed ik het stiekem. We zullen nooit ontdekken of ik mijn baan bij de televisie kreeg door mijn wens naar het universum te roepen, of dat ik van Dear Good Morning mijn werk kon maken door wat hulp van boven. Maar ik geloof wel dat hoe meer je uitspreekt wat je wilt zijn, of welke waarde je hecht aan het leven, hoe meer je je op die manier gaat gedragen. En daar gaat het om. Het versterkt je daadkracht om te worden wie je wilt zijn, om je te gedragen zoals je wilt zijn en wat je wilt voelen.

- Ik wil elke morgen eerder opstaan om me energiek te voelen!
- Ik wil meer uit het leven halen, dus spring ik elke morgen energiek uit bed!
- Ik weet dat als ik eerder opsta, ik me productiever ga voelen, en dat wil ik!
- Ik wil op mijn tachtigste kunnen terugkijken op een gigantisch gelukkig en fit leven!
- Ik neem de tijd voor mezelf!
- Ik hou van mezelf!

Door tijdens je ochtendroutine dit hardop tegen jezelf te zeggen, zet je mentaal een positieve knop om.

Enthousiasme steekt aan

In mijn Instagram Stories, foto's en blogs deel ik al jaren mijn ochtenden onder de naam van Dear Good Morning. Het bewijs dat ik er elke ochtend weer ben. Dat ik elke ochtend sta te stuiteren, en wat voor positief gevoel het mij geeft. Dit is niet om anderen jaloers te maken, maar om juist te laten zien: 'Het is mij gelukt en kijk me eens energiek zijn, doe je mee? Als ik het kan, kun jij het ook!' Het motiveert mijzelf en anderen om onze ochtendsuccesverhalen te delen. Ik vind dat trouwens het mooiste van social media en de Dear Good Morning-community. Het delen van alle mooie ochtendverhalen met #deargoodmorning. Wat geeft dat een motivatie, om elke morgen even online te gaan om alle andere ochtendmensen goedemorgen te wensen.

Zo tagde een tijd terug een oud-collega van EndemolShine Nederland mij ineens in een foto op Instagram. Ik dacht dat het een foutje was, en ik ging kijken waar ze me in had getagd. Ik had haar al jaren niet gesproken, waarom zou ze mij taggen? Ik opende de foto en mijn mond viel open. Ze was op de vroege morgen aan het sporten met een personal trainer en ze bedankte me voor alle inspiratie! Ze gebruikte ook #deargoodmorning. Na al die jaren had ze toch de drive gevonden om Dear Good Morning uit te proberen. Wow, daar doe ik het voor!

Een paar maanden terug ging ik om 6.30 uur live op Instagram, terwijl ik aan het wandelen was door Amsterdam. Ik wilde iedereen laten zien hoe mooi de ochtend was en hoe heerlijk het is om ook eens te wandelen in plaats van keihard sporten in de sportschool. Een dame zei tijdens het live gaan dat ze zich elke morgen best eenzaam voelde als ze de deur uit ging voor een ochtendwandeling. Nu ontdekte ze allemaal medestanders en voelde het alsof ze met een vriendengroep samen de mooie nieuwe ochtend bewandelde. Het raakte mijn hart. Dat is het precies. Ochtendmensen onder elkaar. Allemaal gemotiveerd om het beste van het leven te maken. Geen genoegen te nemen met hoe het leven nu is, maar er nog meer uit willen halen, gewoon omdat het kan. Hoe mooi is dat?

Vergeet dus vooral niet om jouw prachtige verhalen te delen met de community. Een dagboek voor jezelf, een inspiratiebron voor anderen. Het gigantische effect van de #deargoodmorning-beweging. Als jij je zo energiek voelt, wil je dat ook aan je vrienden meegeven, toch? Deel die ervaring, deel je gevoel. Mensen voelen al heel gauw dat het je menens is en zullen de beweging gaan volgen.

Als je nog geen foto's of hele verhalen wilt delen op de vroege ochtend, kun je jezelf en anderen ook motiveren door een kort berichtje te sturen. Zo vind ik het fijn om mijn ouders elke ochtend goedemorgen te wensen. We doen dit inmiddels al sinds mijn negentiende, toen ik het huis uit ging. Elke ochtend een goedemorgen. Het is een teken van leven, maar met mijn vader is het zelfs een spelletje geworden wie van ons het eerste is. Het zorgt voor even een besef: yes, we zijn er weer! Zodra ik de 15-seconderegel heb volbracht, stuur ik mijn ouders een whatsapp.

Gedurende het schrijven van mijn boek ging ik steeds vaker vrienden van mij goedemorgen wensen en vragen of ze lekker geslapen hadden. Die sociale contacten zijn belangrijk om verbinding te voelen, om ons met elkaar te verbinden en om elkaar oprechte complimenten te geven. Elkaar te steunen. Gewoon direct liefde en enthousiasme tonen als je wakker bent. Elke morgen een lief bericht krijgen van iemand om wie je geeft, geeft je een enorme opkikker op de vroege morgen. Zowel voor jezelf als voor de ander. Hoe leuk is dat, wakker worden met een enthousiast berichtje?

Als je wakker wordt met enthousiasme en je deelt het, dan is dat ook compliment aan jezelf: 'Hé, je hebt weer een energieke ochtend, wat goed!' Je legt als het ware het bewijs vast. Al maak je elke morgen zodra je wakker wordt een lachende selfie en bewaar je die voor jezelf, dat is ook prima. Als je het later terugkijkt, zul je erom lachen en vooral heel trots zijn. Ook al lijk je op sommige foto's net een hysterisch opgefokte poedel, zoals ik, who cares?

Bewegen in plaats van stilstaan

Bij elke routine kun je al beweging toepassen. Zie het als een warming-up voor je sportmoment dat na al deze momenten komt. Zo hinkel ik weleens naar het toilet. Doe ik de zonnegroet als ik klaar ben met het aandoen van mijn sportkleding en sta ik op één been als ik mijn bidon met water aan het vullen ben. Had ik al gezegd dat wanneer je naar me kon kijken tijdens mijn routine, je keihard zou lachen? Nog een leuke toevoeging: probeer eens deze twee oefeningen te doen tijdens het tandenpoetsen.

Squatten

Een squat voer je uit door rechtop te staan met de voeten op schouderbreedte, waarbij de voeten ongeveer dertig graden naar buiten wijzen. Je zakt naar beneden tot je in negentig graden staat. Houd hierbij je rug goed recht en je schouders naar achteren. Span je benen en billen aan en kom weer omhoog.

Wall sit

Pak een muur in je badkamer en ga er met je rug goed tegenaan staan. Zak vervolgens naar beneden alsof je op een stoel gaat zitten. Je staat met je benen negentig graden en je rug, inclusief je schouders, is tegen de muur. Span je buik en billen aan.

Je kunt het zo gek niet bedenken, maar zie dit als een nieuwe game: blijven bewegen in die paar minuten dat je je klaarmaakt voor het grote sportmoment op de vroege morgen.

Benieuwd hoe zo'n ochtendroutine er bij mij uitziet?

Tijd	**Wat ik doe**	**Waar ik me op focus**
6.00	Wakker worden	Positieve gedachten: een nieuwe ochtend vol mogelijkheden!
6.00	15-seconderegel	Schouderklopje en lach
6.01	Sociaal contact met familie of vrienden	Enthousiasme delen
6.03	Wc-moment	Invulling sportmoment in gedachten doornemen
6.04	Water in gezicht plenzen	Lachen in spiegel en compliment geven
6.05	Tandenpoetsen	Warming-up sportmoment
6.07	Groot glas water drinken, eventueel iets kleins eten	Lichaam nog meer wakker schudden
6.10	Sportkleding aantrekken	*Let's go*-oppepper voor de spiegel, wens voor de dag en het leven uitspreken
6.13	Ramen opendoen en bed opmaken	Boost voor biologische klok
6.15	Klaarstaan	*Ready for action!*

Ik combineer al mijn routines met iets positiefs. Na het sporten ga ik nog ontbijten, wellicht koffiedrinken, douchen en me aankleden om naar mijn werk te gaan. Hierboven staat mijn langzame versie van vijftien minuten, maar ik red bovenstaande prima in zeven minuten. Waar het om gaat is dat ik in slechts enkele minuten klaarsta voor de rest van de dag, en ik ben nog niet eens echt begonnen.

Wellicht heb jij een gezin en kinderen en is het al lastig om wat tijd volledig voor jezelf te hebben op de vroege morgen. Ik zou je dan echter wel adviseren om alle onderdelen na te streven. Juist om jezelf die complimenten te geven, om energiek te blijven en focus op jezelf te hebben, waardoor je ook meer enthousiasme en energie kunt uitstralen naar je partner en kinderen. Zij worden wakker en zien direct jouw gezicht. Door zelf vrolijk te zijn help je je kinderen ook een fijne dag te hebben. Wees het voorbeeld voor jezelf en voor anderen. Al pak je slechts 20 procent van je beoogde ochtendroutine, dan nog maak je je ochtend direct al energieker dan wanneer je je nog een keer omdraait.

Vul op pagina 204 ditzelfde schema in. Hoe ga jij je huidige ochtendroutines nog leuker en energieker maken?

NEEM DE OCHTEND ALS BASIS VOOR JOUW LEVENSVERHAAL, WAT WIL JE VERTELLEN?

Voor de diehards

Is eerder opstaan voor jou nog niet uitdagend genoeg? Denk je: Lienke, geef me in hemelsnaam een echte uitdaging voor op de vroege morgen? Bij dezen! Probeer deze drie dingen eens uit. Succes! *Wake-up alert* gegarandeerd.

Koud douchen

Koud douchen maakt je alerter, alsof je lichaam even denkt: o, wat doe je me aan?! Is dit nu lekker of moet ik boos op je worden? Ik weet het niet zo goed... Maar je bent wel direct wakker. Je lichaam wordt aan het werk gezet. Je bloed wordt effectiever naar belangrijke organen gepompt, je immuunsysteem wordt sterker. Wist je dat regelmatig koud douchen zelfs chronische pijn kan verminderen? Door de schok van het koude water wordt het immuunsysteem geprikkeld en aan het werk gezet om sterker te worden. Je krijgt meteen een boost en dat ga je direct voelen. Een soort van drugs, maar dan op een gezonde manier. Je kunt ook all the way gaan en met de oefeningen van Wim Hof, ook wel bekend als 'The Iceman', aan de slag gaan. Zoek maar eens op YouTube naar zijn oefeningen!

Work-outchallenges

Opstaan en direct honderd burpees doen. Durf jij het aan? De burpee begint met rechtop staan, vervolgens ga je in een squat en breng je je handen naar de grond, waarna je met je handen aan de grond in één sprong je benen naar achter brengt in de plankpositie. Je borst breng je vervolgens op de grond en weer omhoog: je doet de welbekende push-up. Je komt weer overeind en maakt direct een sprong in de lucht. Vervolgens ga je weer in squatpositie naar beneden en herhaal je het bovenstaande. Dit in hoog tempo en honderd keer herhaald. Hallo zweet, hallo verhoogde hartslag en hallo adrenaline, maar hé, je bent wel wakker! Je wilde toch een diehard challenge?

Ik vind het leuk om mezelf nieuwe stimulerende challenges te geven op de vroege morgen. Zo heb ik een maand lang elke morgen vijftig push-ups gedaan, wat uiteraard half falend begon maar na een tijd steeds beter ging.

Een andere maand nam ik planking als uitdaging. De plank kun je niet op snelheid doen, maar is een goede oefening om zo lang mogelijk vol te houden. Om in de plankhouding te komen, moet je op handen en knieën gaan zitten. Vervolgens strek je de benen helemaal naar achteren en leg je je onderarmen op de grond, schouders ten hoogte van je ellebogen, in een negentiggradenpositie. Deze positie hou je vast terwijl je al je spieren probeert aan te spannen. Je bent dus kaarsrecht zoals de vloer. Je kijkt naar beneden en je ademt uiteraard rustig door, anders wordt het ineens een heel andere ochtend. Elke morgen probeerde ik zo lang mogelijk te planken. Dit gaf mij een kick, want ik wilde minimaal drieënhalve minuut kunnen planken. Het gaf me een bezigheid, zweetdruppels en meteen een *wake-up boost*. Heb je de challenge van de burpees volbracht? Dan daag ik je uit om drie minuten te planken. *Try and beat me*, en stuur een berichtje als het is gelukt!

Huishoudelijke taak

Hoe lekker is het als je met jezelf afspreekt om elke morgen een huishoudelijk taak te doen? Dan gebeurt het geleidelijk aan en hoef je niet de hele boel in één keer te doen, terwijl je ondertussen bruist van de energie. Pak bijvoorbeeld vijf minuten voor de was, voor de stapel strijkgoed of voor de vaat. Heb je een gezin? Kies dan voor een taak waarbij je niet te veel lawaai maakt. Door weer iets weg te strepen van je to-dolijst ervaar je een grote opluchting. Dit kun je toch maar weer doorstrepen! Een vriendin van mij gaat elke morgen of strijken of de was opvouwen. Ze vindt dit totaal niet leuk, maar door het net voor haar sportmoment te plakken, kan ze daarna haar frustratie in haar kracht voor het sporten stoppen. Daarna heb je ook nog eens een opgeruimde wasmand, hoe lekker is dat? Dat noem ik een diehard challenge: iets doen wat je minder tof vindt en uiteindelijk die 'frustratie' in de work-out stoppen. Heerlijk!

Stap 3 van de DGM-ochtendroutine

FITTER WORDEN

Nu je weet dat er geen magisch tijdstip is om eerder op te staan en dat het vooral om de invulling van je ochtendroutine gaat, kunnen we aan de slag om deze extra tijd in te vullen. Dit doen we met sporten in de breedste zin van het woord. Spoileralert: een uur stokpaardje rijden is ook sporten!

Je hebt dit boek nog niet tegen de muur gesmeten (of misschien ook wel, maar in elk geval niet laten liggen), je bent inmiddels op deze pagina beland en dat betekent dat je écht aan de slag gaat om een ochtendmens te worden. Als je dit boek uit hebt mag je het altijd nog tegen de muur smijten, maar dan gewoon uit enthousiasme. *Verdikkie, die Lienke had toch gewoon al die tijd gelijk! Ik kan óók een ochtendmens zijn!* Dat soort taferelen. Ik kijk er nu al naar uit. Maar eerst is het tijd voor het fijnste moment van de ochtend, het is tijd om fitter te worden.

Piepjestest. Dat is wat we gaan doen. In een oude korte broek en een zomerhemdje sta ik naast mijn klasgenoten te wachten totdat de les begint. Elke donderdagochtend hebben we gymles in een muffe gymzaal met toestellen die vele generaties voor mij duidelijk ook gebruikt hebben. De gordijnen hangen er al honderd jaar. Maar man, wat heb ik er zin in. De test werkt als volgt: als de piep klinkt, rennen we met z'n allen naar de overkant. Voordat de volgende piep klinkt moet je al bij de overkant aangekomen zijn. Ben je niet op tijd? Dan ben je af en ga je langs de zijlijn staan. De pieper gaat steeds eerder, je moet steeds harder rennen en alleen de diehards blijven over.

Ik wil zo'n diehard zijn, de enige die na een lange strijd overblijft. Tijdens de uitleg van de leraar zie ik mezelf al op een podium staan. Ik krijg een beker in ontvangst van de schooldirecteur. Op het prikbord hangt mijn foto met daaronder de tekst: *Lienke de Jong, ook dit jaar weer de snelste van de klas!* Ik bedank de leraren voor alle mogelijkheden en mezelf voor het behalen van de zoveelste overwinning. Mijn vriendin naast me merkt dat ik afdwaal en geeft me een duw in mijn zij. Ze moet lachen. Ze weet dat ik deze les leuk vind en dat ik volle focus heb op het winnen van de piepjestest. Ook al zegt de leraar dat het geen wedstrijd is, zo voelt het voor mij zeker wel.

Al snel vallen de eersten af en vormt zich een cheerleadergroep langs de kant. Wat voel ik me energiek! Maar na een aantal piepjes begin ik het zwaar te krijgen. Mijn hartslag zit in mijn keel. Die stomme muffige gymzaal ook. Kan er een raam open? Ik vind het geen excuus om eerder op te houden. Mijn beste vriendin krijgt het zwaar, en hoewel ik wil winnen, moedig ik haar toch aan om door te gaan. Gosh, wat ben ik ineens sociaal. Zolang ze maar niet beter is dan ik.

Ik ben met vier anderen overgebleven. Ik probeer op adem te komen, maar de pieper gaat alweer. We moeten door. Geen tijd om te rusten. De cheerleadergroep is verdubbeld en ze schreeuwen het uit van enthousiasme. En dan kom ik, samen met Johannes, niet meer op tijd aan de overkant. De klas klapt en is trots op onze prestatie. We worden samen eerste en laten maar liefst achtentwintig andere leerlingen achter ons. Ik ben competitief, dus natuurlijk baal ik dat ik die zelfbedachte trofee niet mee kan nemen, maar ik doe het er maar mee. Volgende keer word ik wél alleen eerste. Ik plof op de grond. Johannes wil mij een high five geven, maar ik ben te beroerd om mijn hand omhoog te steken. Beroerd van de warmte, het rennen en ademnood. Beroerd, maar enthousiast.

We hebben nog tien minuten om ons klaar te maken voor de volgende les. De gymles loopt altijd uit en de school plant totaal geen douchetijd in.

Met een blije kop ren ik naar de Nederlandse les. 'Wie wil er voorlezen?' vraagt Jochem, de leraar Nederlands.

'Ja, ik!' schreeuw ik, en ik spring zowat op mijn stoel.

'Lienke, wat ben je vrolijk!' merkt Jochem op.

'Ja, ik heb gesport!'

Sport als moment suprême

Je staat al klaar in je sportkleding en bent al helemaal hyper van je miniochtendsuccessen. Dit laatste deel kan gewoon niet meer misgaan. Al is het een minuut of een heel uur, ik beloof je dat je je erna fantastisch zult voelen. Maar weet wel: hoe langer hoe beter. Hou je het de eerste keer maximaal een minuut vol? Probeer de volgende keer dan twee. Beweging zorgt ervoor dat je hersenen endorfine aanmaken, ook wel het geluksstofje genoemd. Je moet hier wel voor werken, want endorfine krijg je niet van twee squats. Je merkt het vanzelf wanneer je lichaam endorfine aanmaakt; de eerste minuten sporten zijn zwaar en moeizaam, maar op een gegeven moment voel je je energiek en sta je 'aan'. Je zit er lekker in en je gaat er vol voor. Dat is het moment dat er endorfine door je lichaam raast. Dat blije gevoel dat je krijgt van endorfine? Dat heb je uren na je work-out nog steeds. Om je te laten zien hoeveel energie je kunt voelen in de ochtend, neem ik je eerst graag mee naar mijn sportmoment op de vroege morgen.

Vaak begin ik in de sportschool op een cardioapparaat, zoals de loopband of de crosstrainer. In mijn hoofd herhaal ik de quote *Work out before your brain figures out what you are doing*, terwijl ik de weerstand van het apparaat nog meer omhooggooi. Mijn gedachten springen van *WTF doe je?* naar *Yes, let's go!* Na een kleine tien minuten vergeet ik hoe moe ik was en voel ik de energie stromen. Ik heb zin om zweetdruppels langs mijn lichaam te voelen, want hoe meer ik zweet, hoe beter ik me voel. En hup, daar ga ik, helemaal in mijn element. Als je me zou observeren, zou je precies zien wanneer ik op dit moment kom. Mijn gezicht straalt energie uit en mijn rug gaat rechter staan. Ik zit in mijn eigen wereld; ik heb het vaak niet eens door als iemand naar me zwaait. Helemaal in mijn ochtendbubbel.

Dat gevoel is zo lekker, dat gevoel dat je in je modus komt, en alleen maar denkt aan die zweetdruppels, aan je mentale en fysieke kracht. Wellicht herken jij het ook van een sportsessie die je al eens hebt gedaan. Dat je ineens in die vibe komt en nog meer gaat geven. Bijzonder, hè? Als je dit nog niet hebt ervaren, gebeurt het wel na dit hoofdstuk. Voor alles is een eerste keer. Enfin, vervolgens ren ik direct door naar het krachthonk. Rennend, ja, omdat ik adrenaline door mijn lichaam voel. Ik pak de gewichten stevig vast en doe op hoog tempo de ene na de andere oefening. Ik daag mezelf uit om een zwaarder gewicht te pakken en gooi ondertussen een halve liter water zo naar binnen. Het voelt vaak alsof ik rondjes wil rennen door de sportschool. Zo blij ben ik. Zo zie ik het voor me: ik huppel door de sportschool en wil het liefst iedereen een knuffel geven van blijdschap. Wat een lekker gevoel, hè? O man, alsof je elke dag jarig bent, dat gevoel. Of een kraslot van één euro openkrast en zowaar tien euro hebt gewonnen. Wat een euforie. Op straat wil ik het liefst tegen iedereen 'goedemorgen' schreeuwen en als ik het kon maakte ik honderd salto's. Je wilt niet weten hoe vaak mensen me gek aankijken. 'Wat is er met jou aan de hand? Vijf espresso's gedronken? Spannende nacht gehad? De loterij gewonnen?' Niemand zal denken: zo, die heeft lekker gesport!

Oké, even eerlijk, zo gaat het natuurlijk niet altijd. Negen van de tien keer ben ik enthousiast en kan ik niet wachten, maar het loopt niet elke ochtend zo soepel. Soms mis ik de motivatie of voel ik me helemaal niet vrolijk. Zoals iedereen dat weleens heeft. Maar daarover meer bij stap 4.

Onderweg naar huis ren ik als een verwilderd meisje het trappenhuis van mijn appartementencomplex in. Ik sla het liefst telkens één trede over. Eenmaal binnen ga ik voor de spiegel staan. Ik span mijn armen aan (ja, zoals Popeye dat doet na het eten van spinazie) en draai rondjes voor de spiegel.

Door sporten verandert je lichaam qua uiterlijk. Dat heb ik maar al te goed gemerkt. Na een tijd regelmatig sporten zat ik letterlijk en figuurlijk beter in mijn vel. Behalve voor een strak lichaam, zorgt sporten er ook voor dat ik me minder snel ziek of gestrest voel. Ervaar ik wel stress? Dan ren ik weer terug naar de gym. Het maakt me vrolijk, en het geeft me bovenal meer zelfvertrouwen dat ik goed bezig ben. Het maakt me mentaal sterk. Vaak schrijf ik tijdens het sporten allemaal ideeën op in mijn mobiel. Alsof er dan ineens een nieuw vakje in mijn hersenen opengaat, want ik bruis van het enthousiasme en de ideeën. Ik ben blij met wie ik ben.

Als ik een heel belangrijke afspraak heb met een klant, zorg ik dat ik eerst heb gesport. Vervolgens kom ik als een soort wervelwind bij de klant binnengestormd. Zo noemen de meeste klanten mij. Ze denken dat ik altijd druk en energiek ben, maar ik zorg ervoor dat al die belangrijke meetings direct na mijn sportmoment worden ingepland. Dat is mijn geheim; na het sporten ben ik op mijn energiekst, krachtigst en creatiefst. Dan kan ik nóg beter een goede deal binnenhalen.

Besef dus goed, als het nog niet duidelijk was met mijn gigantische enthousiasme in de afgelopen paragrafen: een ochtendroutine met genoeg beweging kan je echt heel ver brengen. Nog verder dan je nu wellicht denkt. En daarom vertel ik je graag meer over het Human Capital Model. Want nee, ik snap dat mijn voorbeeld niet voldoende is. *Leuk voor je, Lienke, dat je je zo onwijs goed voelt, maar geldt het ook voor mij?*

WORK OUT BEFORE YOUR BRAIN FIGURES OUT WHAT YOU ARE DOING.

De waarde van sport

In 2013 ontwikkelde Richard Bailey samen met sportmerk Nike het Human Capital Model. Dit model is gebaseerd op talloze studies die bewijzen dat sport negenenzeventig positieve effecten heeft op jou als persoon. Om alle positieve effecten in kaart te brengen, kwam het Human Capital Model met zes kernwaarden: fysieke waarde, emotionele waarde, sociale waarde, persoonlijke waarde, intellectuele waarde en financiële waarde. Dit model vind ik mega-interessant, hoewel er over sommige waarden nog weleens wordt gediscussieerd. Deze discussies ontstaan vooral omdat het lastig is om precies te bepalen in hoeverre sport zorgt voor bijvoorbeeld een beter salaris, maar het is alsnog goed om de theorie te kennen en je er vooral heel bewust van te zijn dat sporten meer is dan alleen iets waar je een sterk lichaam van krijgt.

Fysieke waarde

Sporten verbetert je uithoudingsvermogen, versterkt je spierkracht, bevordert je bewegingsvaardigheid en versnelt je stofwisseling. Je wordt bijvoorbeeld beter in hardlopen, je merkt dat je zwaardere gewichten kunt oppakken en kon je voorheen één push-up, nu kun je er ineens tien. Sporten verkleint je kans op hart- en vaatziekten. Wellicht denk je daar nu nog niet te veel over na, maar op latere leeftijd zul je jezelf dankbaar zijn dat je een sportief leven hebt geleid. Ouderen die in het verleden veel gesport hebben, ervaren de helft minder ouderdomsklachten. Een langetermijndoel met grote gevolgen! Zo werd een vriend van mij vorig jaar aangereden en brak hij zijn knie op drie plekken. Een operatie en acht pinnen in zijn knie verder, stond hij binnen drie maanden weer op beide benen, waar de doktoren zes tot acht maanden voor hadden gegeven. Reden? Zijn zeer grote fysieke kracht door dagelijks te sporten. Volgens de doktoren mocht hij zijn handen dichtknijpen dat het herstel zo onwijs goed ging – dankzij zijn geweldige sportpassie.

Emotionele waarde

Sporten werkt tegen angst en stress, en wordt zelfs gezien als antidepressivum. Uit een artikel in de *Internet Journal of Allied Health Sciences and Practice* blijkt dat je door sporten jezelf sneller accepteert zoals je bent en minder kans hebt op depressieve gevoelens. Dit komt voornamelijk door de endorfine, het geluksstofje waar ik het eerder over had. Sport geeft je meer zelfvertrouwen, een positiever zelfbeeld, en je krijgt sneller motivatie om doelen te halen. De emotionele waarde van sport is lastig wetenschappelijk vast te leggen, maar verschillende studies tonen aan dat de emotionele waarde van sport bijna groter is dan de fysieke waarde. Dat merk ik aan mezelf, maar ik zie ook in mijn omgeving dat mensen zich anders gedragen na een sportsessie dan ervoor. Denk bijvoorbeeld eens terug aan die keer dat je voor het eerst een sportles ging volgen. Je was nog wat onwetend en afwachtend, en ieder ander lijkt tijdens de les een natuurtalent te zijn. Aan het einde van de les loop je met een big smile de deur uit. Yes, je hebt het gedaan! Een heel ander gevoel dan toen je nog moest beginnen.

Persoonlijke waarde

Door te sporten krijg je meer inzicht in je eigen beweeggedrag en vaardigheden. Wat is goed ontwikkeld en wat zou je willen verbeteren? Je stelt doelen voor jezelf en bent sneller geneigd om initiatieven te nemen. Door sporten is de kans groter dat je eerlijker bent, meer respect toont en een betere zelfbeheersing hebt. Tik op YouTube eens 'beautiful moments of respect in sports' in en pak er vooral ook een tissue bij. Ik kan uren naar deze beelden kijken en vooral ook meer motivatie voelen om door te gaan met sporten. Sporten verbindt. Sporten is één taal.

Sociale waarde

Sporters zijn socialer, hebben betere relaties en voelen meer maatschappelijke betrokkenheid. Volgens onderzoek zijn sporters ook beter in samenwerken. Dit effect ontstaat door de vaardigheden die worden verkregen met sporten: doelmatig werken, vertrouwen en het werken in een team. Volgens een rapport van de Kennisbank heeft sporten ook een positieve impact op een sociaal-economische waarde, namelijk ziekteverzuim. Het blijkt dat hoe meer er wordt gesport, hoe minder dagen verzuim er wordt opgenomen.

Intellectuele waarde

Onderzoeken en rapporten van de afgelopen jaren, waaronder de Gezondheidsenquête 2010-2015 van het CBS, concluderen dat sporters een hoger onderwijsniveau hebben, meer betrokkenheid voelen met school en opleiding, en doelgericht werken. Concentratie is makkelijker toe te passen en de hersenen zijn bij sporters beter ontwikkeld. Dit komt ook doordat sporters sneller moe zijn en daardoor een betere slaapkwaliteit hebben. Ook onderzoekers van de Universidad de Granada toonden aan dat sportende mensen beter scoren op cognitieve testen dan mensen die niet sporten. Volgens psycholoog en geheugenonderzoeker Thomas Crook zijn sporters zelfs 23 procent productiever dan niet-sporters. Dit sluit weer nauw aan op het onderzoek van de Nationale Vacaturebank, waaruit blijkt dat 79 procent van de werknemers zichzelf harder vindt werken na het sporten. Waarom wordt er nog niet in elke vacature geëist dat je sport?

Financiële waarde

Sporten zorgt voor een betere financiële situatie. Het is niet zo dat je elke keer geld toe krijgt als je sport (dat zou te gek zijn, toch?), maar uit het onderzoek van Bailey blijkt dat regelmatig sporten wordt geassocieerd met 6 tot 10 procent hogere salarisinkomsten. Doordat je je zo krachtig, sterk en goed voelt door sport, ben je in staat meer verantwoordelijkheid te nemen, jezelf beter neer te zetten bij baas of opdrachtgever en jezelf beter te ontwikkelen. Deze waarde heeft natuurlijk ook te maken met andere omgevingsfactoren, maar met zo'n houding loop je al tien stappen voor op de rest. Eerst sporten, dan met je baas praten over een hoger salaris dus. Eerst sporten, daarna een belangrijk tentamen maken.

Na alle genoemde onderzoeken en rapporten kun je dus concluderen dat sporten het volgende veroorzaakt:

Op de korte termijn: meer geluksgevoel, meer zelfvertrouwen, meer creativiteit, sneller probleemoplossend denkvermogen, betere conditie, minder stress.

Op de lange termijn: betere carrièrekansen, sterkere sociale relaties, meer zelfkennis, productiever, minder kans op ziekten.

Elke keer als ik weer besef hoeveel regelmatig sporten met je kan doen, ben ik verbaasd dat ik weleens een ochtend sporten oversla. Of dat mensen überhaupt niet sporten. Wat een gemiste kans. Kijk, het is nooit te laat om te beginnen met sport. Sport is voor elke leeftijd, maar hoe eerder je begint, hoe sneller je bovenstaande gaat ervaren. Dus laat geen dag meer liggen en ga ervoor!

Noteer op pagina 207 vijf redenen waarom je sporten zo belangrijk vindt of vijf redenen waarom je met sporten wilt gaan beginnen. Welke aspecten van hierboven vind jij het belangrijkste?

ALLE POSITIEVE EFFECTEN VAN SPORT

+

ALLE POSITIEVE EFFECTEN VAN GOED SLAPEN

+

EUFORIE VAN VROEG OPSTAAN

=

OMG

(ONGEKEND MAGISTRAAL GEVOEL)

EN NEE, IK OVERDRIJF NIET!

Jouw sportmoment in de ochtend

Misschien ben je superenthousiast en kun je niet wachten om te beginnen. Of je hebt er juist helemaal geen zin in en wordt er al chagrijnig van als je eraan denkt. Zweten, bah! Gewoon beginnen, dan zul je zien dat je er snel anders over denkt. Voor de enthousiastelingen heb ik goedbedoeld advies van mezelf als ervaringsdeskundige: verwacht niet dat je vanaf morgen direct een topsporter bent, maar bouw je routine langzaam op. Zelfs als je staat te springen voor de deur van de sportschool of in je achtertuin.

Die ene opmerking van de wielrenner tijdens de hardloopsessie in 2014 ('Goed bezig op de vroege morgen, jij bent een voorbeeld voor anderen!') en het gevoel dat ik na deze ochtend had, zijn de start geweest van mijn energieke ochtenden. Het was een soort van verslaving. Dit gevoel wilde ik elke dag ervaren. Ik ben heel radicaal begonnen, waardoor ik al vrij snel begon met jojoën. De ene keer ging het super, de andere keer kwam ik er totaal niet in. Zo ben ik: zwart-wit denken. All the way. Maar besef ook dat je met een beginfase waarin je langzaam opbouwt een basis legt voor je sportochtenden, maar ook je slaap optimaal houdt. Je went er sneller aan en zult minder snel opgeven, waardoor je jezelf niet continu op je kop geeft. Je houdt vol en zult de positieve effecten dus sneller gaan ervaren. Leer van mijn zwart-wit denken en ga eerst voor grijs.

Beginfase

1 minuut bewegen is misschien nog niet hetzelfde als een sport beoefenen, maar je brengt wel je hartslag omhoog en maakt je lichaam wakker. 1 minuut bewegen na de 15-seconderegel en je voelt je al veel meer 'aan' dan eerst. Zoals ik al zei kun je leren van mijn zwart-wit denken en beter voor grijs gaan. Rustig beginnen en de motivatie erin houden. *Steady and consistent.* Merk je straks dat je toch te snel aan het gaan bent? Dan kun je altijd weer terug naar dit beginpunt. Naar het beginpunt van met 1 minuut beginnen.

1 minuut sporten

Als je met 1 minuut bewegen begint, wil je vanzelf meer. Wetenschappers van McMaster University deden een interessant onderzoek om aan te tonen dat 1 minuut daadwerkelijk veel verschil maakt, en dat ik je geen broodje aap vertel. De wetenschappers lieten een groep mannen op verschillende manieren trainen. Eén groep sportte 45 minuten lang en de andere groep deed een intervaltraining van 10 minuten, waarbij ze om de zoveel minuten 20 seconden volledige sprint deden. In die 10 minuten werd in totaal 1 minuut volledig *high intensity* getraind. Na 12 weken werd duidelijk dat de conditie van de sporters in zowel de eerste als de tweede groep met 20 procent positief veranderd was. De eerste groep had na 12 weken ruim 27 uur trainen erop zitten en de tweede groep slechts 6 uur. Hiermee wil ik dus direct het excuus dat je geen tijd hebt om te sporten van tafel schuiven. Met 1 minuut kun je veel bereiken, zolang je maar voluit gaat. Gooi je hartslag omhoog!

Stel jij begint elke morgen met 1 minuut jumping jacks of 1 minuut sprinten, dan is dit bij elkaar opgeteld zo'n 365 minuten in een jaar. Dat is in totaal iets meer dan 6 uur. Daar kom ik weer: deze kleine successen zorgen voor grote successen. 1 minuut kun je nog wel kwijt op de vroege morgen toch? Je krijgt er juist een miniboost van, wat vraagt om meer. Het zou zelfs aanstekelijk zijn, als we Charles

Duhigg met zijn prijswinnende boek *The Power of Habit: Why We Do What We Do in Life* mogen geloven.

Dat ene minuutje jumping jacks in de ochtend kan er dus voor zorgen dat jij vervolgens elke week wel drie keer in sportschool staat, vaker de trap neemt of elke ochtend een minimaal 1 tot 30 minuten gaat sporten. En dan ook nog alle waarden van sport gaat ervaren. Dan hoor ik je al zeggen: 'Lienke, ik sport inmiddels ook elke morgen, je hebt helemaal gelijk!'

Of wat ik tegenwoordig veel hoor: 'Lienke, ik sport elke morgen een halfuurtje thuis met je work-outs en daarna doe ik mijn eigen ochtendmoment, wat is dit geweldig! Ik heb me nog nooit zo energiek gevoeld. Ik had nooit gedacht dat ik langer dan een paar minuten actief zou zijn op de vroege morgen!'

Missie geslaagd.

7 minuten sporten

Waar mensen mij vooral van kennen, zijn de 7-minutenwork-outs die je op www.deargoodmorning.com kunt vinden. Ik hou van 7-minutenwork-outs. Ze zijn efficiënt, kort en krachtig. Geïnspireerd door WayofGray, een Australische fitgirl, maakte ik elke dag een 7-minutenwork-out. Bijvoorbeeld door alle oefeningen van hieronder aan elkaar te plakken. Elke oefening deed ik 40 seconden zo snel mogelijk en daarna nam ik 20 seconden rust voordat ik naar de volgende oefening ging. Dit wordt ook wel een HIIT genoemd. HIIT staat voor *high intensity interval training* en laat in korte tijd de endorfine door je lichaam stromen. Je doet elke oefening een x aantal seconden zo snel mogelijk en daarna neem je een korte pauze voor je naar de volgende oefening gaat.

Onderzoekers aan een Noorse universiteit ontdekten dat HIIT de beste manier is om je maximale zuurstofopnamevermogen te verbeteren. En dat slechts in een paar minuten! Internet, en dus ook mijn website, staat vol met 7-minutenwork-outs. Ik adviseer je wel om goed naar de uitvoering te kijken als het allemaal nieuw voor je is en vooral goed naar je lichaam te luisteren. De keuze lijkt me dus best snel gemaakt als je nog geen tijd hebt om een halfuur tot een uur eerder op te staan.

Maar niet alleen een HIIT-work-out is goed voor 7 minuten, wat dacht je van 7 minuten lang trampolinespringen, zo hard mogelijk rennen in 7 minuten, een extra groot 7-minutenrondje met je hond, 7 minuten spitten in de tuin of 7 minuten lekker dansen?

Slechts 7 minuten om je nog energieker te voelen en de ochtend nog beter te maken. Het voordeel van korte work-outs is dat je het prima thuis kunt doen.

Disclaimer: ik heb het nu alleen over 1- en 7-minutenoefeningen maar je snapt vast ook dat je natuurlijk voor 2, 3, 4 minuten of voor 15 en 20 minuten kunt gaan. Zolang je maar lekker beweegt.

Een vriendin van mij leest 's ochtends graag, anders komt ze er maar niet aan toe. Doordat ik haar overtuigd heb met alle positieve effecten van sport begint ze op een inmiddels aangeschaft fietsapparaat te lezen. 20 minuten, elke ochtend. Hoe mooi om dit te combineren?

Wist je dat je 1 kilometer rennen in een gemiddeld tempo in 6 minuten kunt voltooien? Begin daar eens mee, en bouw je snelheid steeds meer op. Wist je dat YouTube vol staat met 7- tot 20-minutenwork-outs; dansvideo's, yoga, fitness? O, en wist je dat een trampoline slechts een paar tientjes kost, waarop je elke morgen een work-out kunt doen? Een springtouw koop je al voor een euro. Ik zou zeggen: mogelijkheden genoeg.

1-minuutopties

- Plank
- Jumping jacks
- Squats
- Wall sit
- Lunges
- Burpees
- Sprinten
- Handstand

7-minutenopties

- Touwtjespringen
- Hoelahoepen
- HIIT
- Trap op en neer rennen
- Rondje om het huis
- Zo ver mogelijk rennen in 7 minuten

15-minutenopties

- Trampolinespringen
- Extra rondje met de hond
- 2-3 km rennen
- Circuittraining
- *Nederland in Beweging* (terugkijken)
- Huis schoonmaken

20-minutenopties

- Hardlopen
- Wandelen
- Fietsen
- Yoga
- Circuittraining
- Cardioapparaat
- Tuinieren
- Skeeleren
- Dansen

Dit zijn slechts wat ideeën. Gebruik je eigen fantasie. Besluit voor jezelf wat je gaat doen. Maak een plan. En zoals ik al zei: YouTube staat vol leuke work-outs, en in de App Store vind je onwijs veel (gratis) apps voor work-outs. Je kunt het zo gek niet bedenken.

Sprinten (op de plek)

Je gaat zo hard als je kunt sprinten. Dit kan door het huis of gewoon op de plek. Breng je knieën goed omhoog en neem je handen mee om nog meer vaart te maken.

Lunges

Sta rechtop, met je voeten op heupbreedte. Zet nu met één been een flinke pas naar voren. Laat het andere been staan. Je voorste been staat in een positie van negentig graden, waarbij je knie niet verder komt dan je tenen. Je knie van het andere been is vlak boven de grond. Stap vervolgens weer terug in beginpositie en wissel van been.

Push-ups

Ga op de grond liggen met je gezicht naar de grond. Zet je handen op schouderbreedte en je tenen op de grond. Houd je rug recht en span je billen aan. Druk jezelf vervolgens omhoog, zodat je armen gebogen staan. Houd je ellebogen zo dicht mogelijk bij je lichaam. Je houdt je lijf kaarsrecht terwijl je naar beneden gaat en daarna druk je jezelf weer omhoog naar de beginpositie. Als je een volledige minuut push-ups kunt doen, dan wil ik graag eens met je praten – wat een prestatie.

Jumping jacks

Zet je benen naast elkaar en span je buikspieren aan. Je armen hangen langs je lichaam. Vervolgens spring je zo wijd als je kunt met je benen naar buiten en tegelijkertijd steek je je armen in een zijwaartse lijn omhoog. Je kunt eventueel in je handen klappen als ze boven je hoofd zijn. Spring vervolgens weer terug en je handen breng je naar beneden. Dit herhaal je dus één minuut lang, zo snel als je kunt!

Mountain climbers

Positioneer jezelf in een rechte lijn zoals bij een push-up. Je armen zijn gestrekt en je billen span je aan. Kijk naar beneden. Je brengt om en om je knieën naar voren, waarbij je andere been recht naar achter blijft staan. Wissel van been en doe dit op hoog tempo. Het is alsof je aan het fietsen bent, maar dan in push-uppositie. Houd je kont goed naar beneden en je lichaam recht.

Trap rennen

Woon je in een appartementencomplex? Top. Zodra je wakker wordt ren je in één minuut zo snel mogelijk naar beneden en weer omhoog. Wedden dat je hartslag omhoogschiet?

De langsporters

Onder langsporters versta ik dertig tot zestig minuten sporten op de vroege morgen. Ga eens hardlopen en kijk hoe ver je komt. Kies een mooie wandelroute uit van dertig tot zestig minuten en zet een inspirerende podcast op. Stevig de pas erin en wellicht bij elk bankje dat je tegenkomt een oefening uitvoeren, zoals erbovenop springen of het bankje gebruiken voor push-ups. Verdiep je ook in de verschillende sportlessen bij jou in de buurt. Zijn er leuke sportscholen waar je je goed bij voelt? Bootcamp in het park? Zijn er parken met fitnessapparatuur of een fantastische fietsroute die je kunt doen? Zijn er zwembaden waar je in de ochtend baantjes kunt zwemmen? En natuurlijk het allerbelangrijkste: hoe laat gaan ze open?

Kun je er wel in de ochtend terecht? Mocht dat niet zo zijn, laat het me dan weten. Ik schrijf ze direct een brief en stuur ze een exemplaar van dit boek op.

Je kunt ook prima een langere work-out thuis doen, je hoeft eigenlijk niet eens ergens naartoe. Wat dacht je ervan om een uur lang in je tuin aan het werk te zijn? Of alle huishoudelijke taken op een intensieve manier te voltooien? Ik zou een heel boek vol kunnen schrijven met allemaal sportactiviteiten. Bedenk dus: alles is mogelijk. Je kunt het zo gek niet bedenken, zoek iets uit wat je echt leuk lijkt.

Voor de langsporters geldt: hoe langer je sport, hoe beter. Toch? Daar ben ik het niet helemaal mee eens. Ook als je al regelmatig sport, hoef je niet als een kip zonder kop elke ochtend je training zwaarder of langer te maken. Het moet leuk en haalbaar blijven, maar ook gezond. Voorkom dat je je lichaam uitput en snel blessures krijgt. Progressie kun je dus het best boeken door heel goed naar je lichaam te luisteren. Dat is wellicht nog het lastigste bij trainingen, maar je merkt snel genoeg wanneer je iets meer kunt. Dat test je: gaat het simpel, dan geef je net wat meer. Het is continu je grens opzoeken en jezelf blijven uitdagen. Hou vooral je eigen progressie goed bij. Op internet – o man, wat is het internet toch handig – vind je talloze trainingsschema's om te gaan hardlopen, sportscholen en natuurlijk alle groepslessen bij jou in de buurt. Of investeer in een coach of personal trainer. Ik beloof je dat je veel van hem of haar zult leren!

In 2014 begon ik dus met hardlopen. Van twintig minuten naar een dik uur. Via het internet vond ik een schema en mijn ochtenden werden steeds langer, omdat de kilometers verdubbeld werden. Ik had er elke ochtend zin in. Daarvoor sprong ik eerder uit bed. Na een aantal maanden kreeg ik een blessure, waardoor mijn enthousiasme wegging, en werd het opstaan ook zwaarder. Ik koos ervoor om terug te gaan naar een 7/15-minutenwork-out in de achtertuin. Hoelahoepen, HIIT en touwtjespringen werden mijn nieuwe beste vrienden op de vroege morgen. Ik voelde me mentaal sterk en fit worden, waardoor ik na enkele maanden toch langer wilde sporten. Een soort van nieuwe prikkel wilde ik hebben. Ik ontdekte de sportschool achter mijn huis, die precies om 7.00 uur openging. Dit zou betekenen dat ik elke morgen ongeveer 45 minuten kon trainen. Daar ging ik, van 7-15 minuten weer naar de lange sportsessie. Na een gratis intake kreeg ik een trainingsschema en ging ik aan de slag. Elke morgen een HIIT, het trainingsschema, of ik stapte op een spinningfiets om met virtueel instructeur Evert van der Zee de bergen op te gaan. Wat had ik daar altijd een lol mee.

Als ik een foto van mijn bezwete kop naar mijn ouders stuurde, kreeg ik een bezwete kop van mijn vader terug, die dertig kilometer had hardgelopen (mijn hemel!), en van mijn moeder een bezwete kop omdat ze zo hard grindtegels had staan sjouwen in haar volkstuin. We waren allemaal een dik uur aan het sporten op de vroege morgen, ieder op onze eigen manier. De nieuwe vrienden die ik maakte in Amsterdam stuurden foto's van een boksles die al om 6.00 uur startte, een CrossFit-les of een rustige yogasessie.

Over de vraag of de 1- of 7-minutenwork-outs precies hetzelfde effect hebben als een lange work-out kan veel worden gediscussieerd, maar het gaat er vooral om dat jij je voldaan voelt. Ik kan me supervoldaan voelen na een HIIT van 7 minuten en helemaal bezweet zijn. Ik kan me voldaan voelen na een krachtwork-out van 30 minuten of 30 minuten hardlopen. 60 minuten yoga kan evenveel voldoening geven als een 7-minuten-HIIT. Jouw 10 minuten trampolinespringen kan jou hetzelfde gevoel geven als de overbuurvrouw krijgt van 10 kilometer rennen. Ervaar het zelf.

Wat kies jij?

Weet je nog steeds niet zo goed wat je in de ochtend zou willen doen qua sportactiviteit? Dat is geen probleem. Je zult het vanzelf ontdekken. Voor je motivatie is het goed om alvast van tevoren in te plannen wat je wilt gaan doen. Natuurlijk mag je elke dag iets anders gaan doen, zolang je maar enthousiast bent over je keuze en het actief is. Het vooruitzicht op iets actiefs wat jij leuk vindt zal je onwijs helpen op de momenten dat je liever in je bed blijft liggen.

Ter inspiratie vind je hieronder de meest voorkomende activiteiten van de ochtendmensen in mijn online community op een rij. Zit er iets voor jou tussen? Of zou je juist nog graag iets willen toevoegen?

- Wandelen
- Hardlopen
- Skeeleren
- Tuinieren
- Krachtsport
- Zwemmen
- High intensity interval training (HIIT)
- Fitness
- Huishoudelijke taken
- Yoga
- Dansen
- Touwtjespringen
- Hoelahoepen
- Trampolinespringen
- Bootcamp
- Roeien
- Turnen
- Voetballen
- Klimmen
- Hinkelen

- (Online) groepslessen zoals XCORE, pilates, boksen of spinning
- Fietsen
- Skateboarden
- Traplopen
- *Nederland in Beweging* met Olga Commandeur
- Stokpaardrijden
- Sjoelen
- Speerwerpen
- Grindtegels sjouwen
- Fierljeppen
- Twister

Die laatste paar zijn een grapje, maar wel erg leuk. Fierljeppen wil ik zeker eens proberen.

Kies een energieke activiteit die jou het meest aanspreekt; je moet er tenslotte voor uit bed springen. Vind je een sport kiezen nog lastig? Een extra rondje wandelen met de hond kan ook al een energieke ochtend bieden.

Tijd om jouw ochtendschema bij te werken! Vul op pagina 208-210 in welke sport jij de komende zeven dagen gaat beoefenen en zet erbij hoe lang de work-out gaat duren. Hoe lang sporten is realistisch voor jou om nog je slaap optimaal te houden? Vergeet vooral niet met jezelf te evalueren zodat je in het uiteindelijke schema weet voor welke work-out jij de komende tijd gaat.

Hey Lienke, ik ben deze ochtend lekker vroeg opgestaan om te trainen. Dit voelt zo goed. Nu weet ik zeker dat ik mijn doel ga halen om een marathon te lopen. Dank je voor je enthousiasme en motivatie die je elke ochtend de wereld in gooit!

– Silke van de Leur

Het belang van een doel

Doelen stellen werkt motiverend. Als we met onszelf iets afspreken, willen we die afspraak nakomen. Waarom dan niet een mooi doel maken voor je sportprestaties? Het is een nieuwe prikkel, en jezelf blijven uitdagen werkt uitstekend om elke ochtend met nog meer energie uit bed te springen.

Toen ik eenmaal een jaar elke morgen eerder opstond om te trainen was ik zoekende. Ik miste een uitdaging, ik wilde graag mijn ochtendroutine naar een nieuw niveau tillen. Ik zeg het nog maar een keer: als je eenmaal begint, dan wil je meer! In 2015 ging ik daarom voor een ander extreem doel: *bikinifitness*. Bikinifitness is de meest vrouwelijke tak van bodybuilding. In het begin leek het een onmogelijk doel; het kost namelijk ontzettend veel discipline. Discipline zo groot als een kudde olifanten. Google maar eens op bikinifitness en je zult je kapot schrikken. Je ziet vrouwen bruingekleurd van de *spray tan*, balancerend op torenhoge hakken in een kleine bikini en vol in de make-up. Iedere deelnemer heeft een ontzettend laag vetpercentage en véél spiermassa. Dat is bikinifitness en dat is wat ik wilde. Een nieuwe uitdaging; ik voelde die kudde olifanten al op me afkomen.

Het ging me niet zozeer om hoe die dames eruitzagen, maar vooral wat er mentaal met je gebeurt als je een uitdaging van dit formaat aangaat. Kan ik zoveel discipline opbrengen om er zo extreem uit te zien? Waar ik me bovenal zorgen om maakte waren die hoge hakken. Ik had nog nooit op hakken gelopen! Een dubbele uitdaging dus, maar wel eentje waar ik mijn ochtenden mee ging vullen. Elke morgen vloog ik zowat tegen het plafond van enthousiasme: ik mocht weer naar de gym. Soms stond ik een halfuur te wachten voor de sportschool in de hoop dat ik toch stiekem eerder naar binnen mocht, maar helaas was dat nooit het geval. Na de sportsessie deed ik mijn hakken aan, die ik aanhield tot ik klaar was met mijn volledige ochtendroutine. Vlak voordat ik naar het station ging fietsen verruilde ik ze voor sneakers.

Dit traject, dit zeer extreme traject, heeft mij behalve het gigantische lichaam dat ik behaalde laten zien dat je met eerder opstaan en discipline alles kunt bereiken wat je maar wilt. Door elke morgen eerder uit bed te stappen, tegen jezelf te zeggen dat je alles gaat geven en vervolgens keihard te werken.

Na vier maanden stond ik op het podium. Het had me bloed, zweet en tranen gekost, maar wat hadden de ochtenden en de opgelopen sportgekte veel met mij gedaan. Alle waarden van het Human Capital Model kon ik op dat moment voelen, en dan de verdubbeling daarvan. Ik werd tweede, en als je mijn boek inmiddels goed hebt gelezen, weet je ook hoe ik daarover dacht. Tevreden zijn in dat grijze gebied moet ik ook nog steeds leren.

Even terug naar jou. Ik wil absoluut niet zeggen dat jij in een roze glitterbikini en op hoge hakken het podium op moet paraderen. Het mag en het kan, en ik zal je zeker komen aanmoedigen. Het gaat erom dat je een doel voor jezelf stelt. Een doel maakt deze stap in de ochtendroutine nog leuker. Denk aan het verdubbelen van het aantal kilometers, het versnellen van je oefeningen, je opgeven voor een *obstacle run*, een zwemevenement of een marathon. Of net die ene grindtegel meer sjouwen dan gisteren. Daag je vrienden uit voor een sportchallenge. Luister daarbij wel te allen tijde naar je lichaam en bouw het langzaam op. Je zult er het meeste plezier aan beleven als je je sportroutine vol blijft houden.

De eerste keer is gewoon eng

Met een bonkend hart lig ik vanaf mijn matje wat te kijken naar de grote mannen in het krachthonk van mijn gym. Ik heb al een aantal keer geprobeerd aanstalten te maken om die kant op te lopen. Maar elke keer als ik denk: nu ga ik echt, schieten er allerlei gedachten door mijn hoofd. *Ze gaan me vast uitlachen, ze gaan me waarschijnlijk filmen en op Dumpert zetten.* KLEIN BLOND MEISJE GOOIT VEEL TE ZWAAR GEWICHT OP HAAR TEEN. *Dat zal me de rest van mijn leven blijven achtervolgen.* Via YouTube heb ik urenlang tutorials gekeken, dus ik weet precies welke gewichten ik nodig heb, hoe ik het bankje moet neerzetten en hoe de oefening uitgevoerd moet worden. Toch durf ik maar niet die kant op te gaan. De sporters in het krachthonk lijken allemaal zo zelfverzekerd, hebben allemaal al gigantische spierballen, en straks doe ik het toch fout. Na weken aarzelen en toekijken durfde ik er eindelijk heen te gaan en aan de slag te gaan. Toen ik daar eenmaal was, was het helemaal niet zo eng. Ik had mezelf gek gemaakt. De volgende dag rende ik er zodra de deur van de sportschool openging meteen heen, zodat het krachthonk nog leeg zou zijn. Al snel liep het vol, maar niemand keek raar, niemand filmde me en niemand was bezig met wat ik deed. Iedereen deed gewoon zijn eigen ding. Ik had weken geaarzeld voor niets.

De allereerste keer blijft spannend. Het is altijd spannend om een nieuwe omgeving in te stappen, vooral wanneer het lijkt alsof iedereen al een pro is. Daarom was ik nooit een grote fan van groepslessen. Iedereen kent alle termen al en weet precies hoe het werkt, en ik ren als een kip zonder kop in het wilde weg. Zelfs al begin je thuis, dan kan het beangstigend zijn om daadwerkelijk te beginnen. Je huisgenoot ziet dat je 'maar' twee push-ups per keer kunt doen en je bent bang dat ze je zal uitlachen. Je partner ziet je ineens in de achtertuin hoelahoepen, wat je nog nooit hebt gedaan. En wat zullen je buren wel niet denken als ze je ineens voorbij zien rennen? Straks lachen ze je uit om hoe gek je armen bewegen als je rent. Je bent bang om te falen en dat is het laatste wat je wilt voelen op de vroege morgen.

Maar weet je, we zijn allemaal ergens begonnen. *Excuse my language*, maar eigenlijk is het gewoon een kwestie van schijt hebben; het is voor iedereen eens de eerste keer geweest. Niemand heeft gezegd dat het makkelijk zou zijn. Het overwinnen van zulke momenten kost wat tijd en moeite. Maar bedenk ook dat je er alleen jezelf mee hebt. En dat het zonde van je energie is om je zo druk te maken. Spreek het uit tegen jezelf, praat jezelf moed in. Als het goed is, zal deze peptalk je ondertussen makkelijker afgaan, nu je dagelijks complimenten aan jezelf uitdeelt in je eigen ochtendroutine. Na het sportmoment zul je trots zijn op jezelf en het gevoel van onzekerheid zal steeds minder worden. Want ook dat is het positieve van sport: je wordt mentaal sterker.

Een sportief ontbijt

Aangezien ik je stimuleer om op de vroege morgen te gaan sporten, vind ik het belangrijk om ook kort iets te vertellen over je ontbijt. Het is een veelgestelde vraag binnen de Dear Good Morning-community en dat is niet zo gek.

Sta je net klaar om te gaan sporten, ga je ineens toch twijfelen of je van tevoren iets moet eten. Heb ik anders te weinig energie of ligt het juist zwaar op de maag? Kom je voor het eerst bij je bootcampklasje, komt je ontbijt naar boven omdat je toch iets te veel hebt gegeten. Of je ligt aan het einde van de les half nokkie in het gras omdat je geen brandstoffen had op de vroege morgen. En als je wel iets wilt eten, wat moet je dan eten?

Ontbijt voor of na je sportmoment in de ochtend is onwijs persoonlijk. Net zoals alles wat in dit boek staat. Logisch, hè? Ik vind het lastig om te horen wanneer een coach tegen zijn coachees zegt dat ze per se iets moeten eten voor het sporten. Misschien valt het bij jou gewoon niet lekker en sport je veel beter op een nuchtere maag. Ons lijf haalt energie uit voeding, dus wanneer jij een heel zware work-out gaat doen is het zeker handig om wat extra energie te hebben. Het kan je sportprestaties ten goede komen. Toch zijn er genoeg mensen die ervaren dat door vlak van tevoren eten hun sportprestaties minder worden. Zij krijgen bijvoorbeeld sneller steken in hun zij dan anderen.

Buikpijn en last van je darmen is een veelgehoorde reden om juist niet te ontbijten voor het sporten. Bepaalde voedingsstoffen kunnen namelijk darmklachten veroorzaken tijdens een intensieve work-out. Vezels, vetten, eiwitten en fructose vertragen de spijsvertering. Heb je daar gauw last van? Dan kun je beter proberen te sporten met een lege maag.

Het beste is om zelf te gaan testen wat werkt voor jou. Als je liever een ontbijt hebt voor je sportmoment, zorg dan dat dat licht is en ruim van tevoren wordt genomen. Dat betekent wellicht nóg eerder uit bed komen, dus dat is een afweging die je zelf moet maken, afhankelijk van jouw slaap- en ochtendroutine. Als ik het heb over licht ontbijten, denk dan aan een rijstwafel met pindakaas of jam, banaan, appel, havermout, toast, of yoghurt. Ik kan prima een banaan of een aantal rijstwafels met beleg eten, en vervolgens direct sporten. Zorg er wel voor dat je altijd genoeg water drinkt, ongeacht of je wel of niet een ontbijt eet. Het is ook verstandig om een energiereep of een stuk fruit mee te nemen naar je work-out. Mocht je je toch niet goed voelen, dan kun je direct iets eten.

Ik vind het leuk om te experimenteren met mijn ontbijt, zowel voor als na het sporten. Zo heb ik een maand lang elke morgen vlak voor het sporten een banaan en een kiwi genomen. Hoppa, meteen mijn fruit binnen voor de dag. Hier heb ik nooit last van gehad, tenzij ik veel ging springen. Ik heb ook een periode gehad dat ik met zoveel honger wakker werd, dat ik eerst twee boterhammen met hüttenkäse nam. Dit werkte goed, al kreeg ik soms steken in mijn zij. Ik heb zelfs eens een week lang elke morgen een slokje wodka en een stuk chocolade genomen. Lekker random, zoals ik soms kan zijn. Maar als je toch mag bepalen wat werkt voor jou, wie zegt dat dit niet werkt? Het werkte voor mij beter dan koffie; ik stond direct aan. Het zal je niets verbazen dat het voor mijn sportprestatie totaal niet hielp; het experiment hield dan ook algauw op. Moraal van het verhaal: doe wat werkt voor jou, zolang je sportprestaties maar optimaal uit de verf gaan komen. En dat weet je alleen door experimenten te doen.

Fit op alle leeftijden

Wellicht denk je: Ach, Lienke is pas 29 jaar, die heeft makkelijk praten. Maar je leeftijd is geen excuus om niet in beweging te komen. Op elke leeftijd kun je de positieve effecten van sport ervaren.

Bastiaan de Groot (42) heeft zijn leven honderdtachtig graden omgegooid. Van rokende en feestende tiener en twintiger veranderde hij in een fanatiek ochtendmens met liefde voor sport en zijn kinderen. Om 5.00 uur staat hij op voor hardlopen, yoga, ademhalingsoefeningen volgens de Wim Hof-methode en meditatie.

Maarten de Groot (31) is verslaafd aan CrossFit én aan de ochtend. Om 6.00 uur begint hij aan zijn work-out. 'Ik sta al 1-0 voor op al die mensen die nog slapen. Mijn ochtendwork-out geeft me het gevoel dat niemand me nog iets kan maken. Het maakt me sterk en energiek. Dit moment van de dag neemt niemand me nog af.'

Maar ook dichter bij huis zie ik voorbeelden die laten zien dat leeftijd geen excuus is. Mijn moeder is 56 jaar en springt elke morgen rond 5.30 uur met volle energie uit bed om naar de tuin te gaan of een van haar andere hobby's te doen. Dat is pas sporten, denk ik als ik haar met kruiwagens zie lopen of grindtegels zie sjouwen. Mijn vader is 57 jaar en kan nog veel meer kilometers rennen dan ik. Als hij weer een screenshot stuurt dat hij weer tientallen kilometers heeft gerend, denk ik: hoe dan?! Het inspireert mij om ook weer lekker te knallen, maar dan op mijn manier in de gym.

Nogmaals, leeftijd is geen excuus om niet te sporten. Sterker nog, het zou je alleen maar meer zelfvertrouwen moeten geven dat het je op latere leeftijd lukt om én eerder uit bed te komen én te gaan sporten. Aan het einde van dit boek vind je nog meer succesverhalen van mannen en vrouwen van verschillende leeftijden die fanatiek aan het sporten zijn op de vroege morgen. Toch wilde ik het in dit hoofdstuk nogmaals meenemen: sport is écht voor iedereen.

Vandaag even niet!

Je bent er helemaal klaar voor. Alles is geregeld en je hebt een plan. Hallo motivatie. Vervolgens gaat de wekker (*Hè? Nu al? Het lijkt wel midden in de nacht!*) en je hebt totaal geen zin. Geen enkele vezel in je lichaam kan zich herinneren waarom je gisteren dit dwaze plan hebt bedacht. Nee, nog even omdraaien lijkt toch het beste plan.

Ho, wacht, stop! Dit is hét moment waarop je je moet herinneren waar je het allemaal voor doet. Dat weet je heus wel: je wilt fitter, gelukkiger en succesvoller worden. Maar je bed voelt nu veel te comfortabel aan en de luiheid wint het al snel van je motivatie. Misschien duikt er zelfs een stemmetje op dat zegt: *ja maar hallo, ik ben gisteren laat naar bed gegaan door de verjaardag van mijn beste vriendin. Dat gebeurt toch weleens? Moet ik dan echt nu ook zo vroeg opstaan? Ik kan morgen toch wel de draad oppakken?* Of je denkt: *ja, maar ik heb wel heel slecht geslapen. Dan mag ik me deze ene keer toch nog weleens omdraaien?* Er schieten op zulke momenten veel automatische gedachten door ons hoofd. Gedachten die ervoor willen zorgen dat we comfortabel blijven. Soms is het goed om daarnaar te luisteren, soms ook niet. Sluit met jezelf een compromis.

Ik heb onwijs last van spierpijn, wat nu?

Wanneer sporten voor jou een heel nieuwe bezigheid is, kun je algauw spierpijn gaan ervaren. Je hebt zin om te trainen, staat klaar voor een nieuwe work-out en wilt supergraag beter zijn dan gisteren. Of in elk geval niet slechter dan gisteren. Toch doet je lichaam pijn, zeker in je *core*, omdat je de dag ervoor nog zo hard je buikspieren hebt getraind. Augh! Spierpijn is letterlijk een kleine beschadiging in de spieren die je traint. Door de ontstane zwellingen krijgt je lichaam een pijnsignaal, dus het gevoel en het ervaren van spierpijn. Als je denkt dat je alleen goed getraind hebt als je de dag erna spierpijn hebt, dan heb je het mis. Het werkt als beschermingsmechanisme: je lichaam geeft aan even te moeten herstellen. Je lichaam dwingt je om even rust te nemen en maakt zich ondertussen klaar voor een nieuwe training, zodat je dus wel lekker progressie kunt blijven boeken.

Ik kan me na een heel zware training zelfs grieperig voelen. Dit gevoel kan versterkt worden wanneer mijn slaapkwaliteit niet goed is en mijn lichaam minder goed herstelt. Een pijnlijke rug, zere benen, en ik kan amper het toiletpapier afscheuren. Ook ik wil op deze ochtenden het liefst stil blijven liggen, maar ik weet dat dit op de korte en de lange termijn niet de beste keuze is.

Probeer als je spierpijn hebt wél op tijd uit bed te komen (augh, augh) en ga voor een milde variant van je ochtendroutine. Denk aan stretchen, yoga, een klein rondje hardlopen of lichte gewichten tillen. Gaat sporten vandaag echt niet of weet je zeker dat het geen excuus is? Dan kun je je ochtend ook anders invullen en bijvoorbeeld een extra huishoudelijke taak oppakken. Zolang je maar ritme blijft houden en jezelf complimenten blijft geven. Je bent, ondanks de spierpijn, opgestaan en in beweging gekomen. Dat is niet opgeven, je boekt juist meer progressie. Bovendien luister je naar je lichaam, dat is pas knap!

Ik ben te laat naar bed gegaan, wat nu?

In de avond een borrel, een cursus, een etentje of toch nog even een aflevering verder kijken omdat je serie zo spannend is. We hebben allemaal weleens een avond waarop we later naar bed gaan dan we zouden willen. Het goede nieuws: je leeft en je geniet van het leven. Het slechte nieuws: je gaat minder goed slapen, waardoor je (zeker wanneer je alcohol ophebt) in de ochtend meer moeite hebt met opstaan.

De oplossing: geen feestjes meer, geen televisie meer in huis (lees: blauw licht) en 's avond geen sociale activiteiten inplannen. Grapje natuurlijk, maar er zijn wel boeken die zulke adviezen uitdelen. Dat je moet stoppen met leven; alleen dan kun je een verandering aanbrengen. Maar zullen we alsjeblieft normaal doen, en ga alsjeblieft door met alle leuke en sociale activiteiten in je leven. Laten we dat vooropstellen. Als ik geen borrels meer mag doen of naar een feestje, word ik doodongelukkig.

Vroeg opstaan gaat je veel brengen, en daarvoor zul je ook goed moeten slapen. Maar het is net zo belangrijk om te leven. Leuke dingen doen en sociale activiteiten inplannen, afspraken maken waar je blij van wordt. Ook plezier maken hoort bij een 'succesvol' leven. Je zult me dus niet horen zeggen dat je iets leuks moet afzeggen; het gaat uiteindelijk om het vinden van de juiste balans. Stel je hebt een leuk feestje gehad en bent laat naar bed gegaan, zet dan alsnog je wekker op dezelfde tijd als je normaal gesproken zou doen. Af en toe een korte nacht is niet erg, continu van je ritme afwijken wel. Hou je zo veel mogelijk aan je ochtendroutine, des te makkelijker kom je weer in een energieke flow. 's Avonds een vent, 's ochtends een vent. Of een vrouw, maar je snapt wat ik bedoel.

Ik slaap al een tijd slecht, wat nu?

Een groot deel van dit boek heb ik op Bali geschreven. Even lekker weg uit Nederland en in de zon met een kokosnoot naast me het verhaal dat ik al jaren uitdraag eens goed op papier zetten. Ik had er niet bij nagedacht dat ik ook lange tijd nodig had om te wennen aan een nieuwe omgeving. Mijn rollercoaster ging als volgt. De eerste week begon met een slechte nachtrust. Het was te warm, ik had een jetlag en het lukte maar niet om te acclimatiseren. Maar ik had een doel: er moet een boek komen, dus ritme en knallen.

Elke morgen kwam ik om 7.00 uur uit bed (een uur later dan in Nederland) en begon ik direct met schrijven. De eerste ochtend ging ik trouwens sporten, maar ik merkte dat mijn lichaam protesteerde, want je lichaam is niet meteen aan de nieuwe tijdzone gewend. Mijn lijf verklaarde me voor gek dat ik midden in de nacht aan het sporten was. Ik besloot mijn ochtend anders vorm te geven en elke ochtend eerst drieduizend woorden te schrijven; sporten en Bali verkennen kwam later.

In de tweede week kreeg ik last van mijn darmen. Zo'n typische Hollander die niet gewend is aan warmte en moeilijk kan omgaan met ander eten, dat ben ik. Ik besloot mezelf iets meer rust te gunnen en dertig minuten later op te staan dan de eerste week. Het slechte slapen nam de overhand. Toen ik eraan toegaf, op tijd naar bed ging en rust creëerde, kwam langzaam mijn slaapkwaliteit terug. Ik zorgde dat ik alsnog voor 8.00 uur uit bed kwam en mezelf snel verplaatste naar het zwembad om wat baantjes te trekken. In de avond zorgde ik voor voldoende ontspanning, rustige muziek, en deed ik een kaarsje aan. Ik accepteerde dat het niet lekker liep en toen kwam het als vanzelf: slaap.

Je hoeft dus niet meteen alarm te slaan als je een nacht of een week slecht slaapt. Je lichaam heeft een buffer en kan heel wat aan. Pas wanneer je van meer dingen last krijgt, zoals irritaties en minder concentratievermogen, dan is het tijd om een stap terug te doen en naar je lichaam te luisteren. Dan is het een goede reden om je ochtendroutine over te slaan, toch in bed te blijven en bezig te gaan met de factoren die op dat moment van belang zijn om weer terug te komen in je ritme. Probeer zo veel mogelijk in je ritme te blijven en bouw na een aantal dagen rust je ochtendroutine weer langzaam op. Stapje voor stapje, totdat je merkt dat je energie terugkomt. Dit kan voor de een langer duren dan voor de ander.

Noteer op pagina 211 je grootste valkuil om je sporten over te slaan en hoe je deze valkuil als een kans gaat omarmen. Bedenk voor elke valkuil een kans.

"SOME PEOPLE WANT IT TO HAPPEN, SOME WISH IT WOULD HAPPEN, OTHERS MAKE IT HAPPEN."

– Michael Jordan

Je bent geen ochtendrobot

Wow, je lijkt wel een robot dat je elke morgen zo met 100 procent op kunt staan.

en

Wow, jij bent echt altijd zo energiek op de ochtend, het motiveert mij echt!

Dit zijn de twee meest gestuurde berichtjes naar mijn socialmediakanalen. Dat is precies wat ik wil overbrengen, maar ook wil laten zien: jij gaat je ook zo voelen, jij kunt dit gevoel ook ervaren! Mensen denken weleens dat ik een robot ben, die zonder pijn of klachten door elke ochtend heen dendert. Ook ik struggel weleens, ook ik heb tegenslagen, maar het is juist een ochtendroutine die ervoor zorgt dat ik me fitter, gelukkiger en succesvoller voel dan ooit.

Als ik dan een robot mocht zijn, zou ik Robin de robot van Bassie en Adriaan willen zijn. Robin vond ik altijd een grappenmaker, die hield het ook luchtig. Telkens als er iets misging, ging Robin lachen om Bassie. Bassie kon daardoor altijd enorm kibbelen met Robin. Hou het luchtig net zoals Robin en wees niet zo streng. We leven maar één keer. Het is echt oké dat sommige ochtenden niet lukken, zolang je maar niet opgeeft en doorgaat. Maak keuzes voor jezelf, pak een andere ochtendroutine en ga morgen weer door. Want dan ben je er weer, dan heb je weer een nieuwe kans.

Stap 4 van de DGM-ochtendroutine

GEMOTIVEERD BLIJVEN

Je hebt de eerste, tweede en derde stap volbracht. Je ervaart energieke ochtenden en bent gestart met je nieuwe leven, waarin je meer gaat bereiken dan ooit tevoren. Wellicht lees je eerst het boek uit en begin je dan. Ook helemaal goed. Maar geloof mij: er komt een moment dat je motivatie weer wegzakt. Het gebeurt sneller dan je denkt en daarom wil ik je in deze laatste stap de tools geven om alles wat je gelezen hebt om te zetten in een uitgebreid plan. Ik leer je hoe je omgaat met motivatie en demotivatie. Hoe meer van dat eerste en hoe minder van dat laatste, hoe makkelijker het wordt om je ochtendroutine vol te houden.

Het is de twintigste dag van mijn nieuwe ochtendroutine. Ik had besloten om 6.00 uur op te staan en vervolgens zo'n twintig minuten te gaan trampolinespringen. In een enthousiaste opwelling kocht ik een minitrampoline, zo een die zelfs in de kleinste Amsterdamse achtertuin past. Op je balkon zelfs, als het zou moeten. Wel even oppassen dat je je hoofd niet stoot aan het balkon van de bovenbuurman. Vol enthousiasme stond ik twee weken lang te springen, en man, wat voelde ik me goed.

Vandaag is dat niet zo. Sterker nog, dit is al de zevende dag op rij dat mijn motivatie ver te zoeken is. Mijn gedachten schieten alle kanten op. Waar is die leuke, energieke, gekke ochtendfreak Lienke gebleven? Die elke morgen met een lach uit bed stapt, omdat het weer een nieuwe dag is en ze weer mag gaan knallen? De ochtendgek die in de vroegste uurtjes op je beeldscherm verschijnt terwijl de rest nog ligt te ronken in bed?

Ik begin te huilen. Waarom heb ik die energie niet meer? Waarom heb ik die drive niet meer om eerder uit bed te komen? Met betraande ogen reageer ik op de dagelijkse appjes. Wel laten weten dat ik wakker ben, voor ze wellicht ongerust worden. Ik veeg de tranen van mijn beeldscherm en open Instagram. Ik zie meiden op mijn tijdlijn voorbijkomen die aan hun ochtendroutine zijn begonnen. Ze gebruiken #deargoodmorning om te laten zien dat ze net zoals ik op de vroege morgen aan het sporten zijn. De een bedankt me. *Dankzij jou ben ik een ochtendmens geworden en ben ik mijn eigen ochtendmoment aan het pakken!* Een ander stuurt me een privéberichtje dat ze in de woonkamer gaat trainen en dat mijn enthousiasme zo aanstekelijk werkt.

Ik smijt mijn telefoon op de grond. Nog voordat ik besef dat dat niet slim is, hoor ik het scherm op de vloer kletteren. Kapot. Het kan me niets schelen, daar ben ik te boos en teleurgesteld voor. De zoveelste dag met zo weinig energie, terwijl alle volgers denken dat ik weer aan het knallen ben. Ik voel de druk om weer een enthousiaste foto te plaatsen. Nou... vandaag even niet. Misschien de komende tijd gewoon niet.

Mijn motivatie is helemaal weg en ik snap echt niet waarom. Sporten vind ik niet meer leuk, de ochtenden vind ik niet meer leuk. Niets is meer leuk. Heel even hoor ik een stemmetje dat zegt dat ik heus nog wel kan sporten. Om 7.00 uur gaan sporten is echt geen ramp en niet veel te laat, zoals ik het zelf in mijn hoofd neerzet. Helaas wint deze positieve stem het niet van het negatieve stemmetje, dat het alleen maar erger en erger maakt. Laat maar. Ik stop wel met Dear Good Morning. Ik ga nooit meer een ochtendroutine krijgen. Wat doe ik eigenlijk met mijn leven? Ja hoor, dramaqueen Lienke is weer actief. Hoi, gezellig zo op de vroege morgen.

Hoe werkt motivatie?

Motivatie is ergens plezier in hebben, het gevoel waardoor je elke dag vol energie uit bed wilt springen. Je wordt gewoon zo enthousiast van een bepaalde gedachte dat je staat te popelen om te beginnen. Als je denkt dat een ochtendroutine je ontzettend veel zal brengen, zul je met plezier een keer eerder opstaan. Maar om het vol te houden en er ook plezier in te blijven vinden als je er een keer geen zin in hebt is een tweede.

Er zijn talloze manieren om motivatie te krijgen, te vinden of te hervinden. Door je bewust te zijn van wat je doet en hoe je je erbij voelt, kun je jezelf beter leren kennen en nagaan wat je echt belangrijk vindt aan de ochtend. Je kunt steeds meer motivatie voelen en de discipline hebben om jezelf binnen vijftien seconden uit bed te gooien. Het is niet dat ik naar je huis toe kom om je uit bed te slepen als je motivatie weg is, hoe graag ik dat ook zou willen doen. Nog mooier is als het je zelf lukt. Dat geeft je een boost: je kunt het wél! Gelukkig wordt er steeds meer onderzoek gedaan naar motivatie, en weten we steeds beter wat wel en wat niet werkt om motivatie vast te houden.

Een belangrijke factor bij het hebben van motivatie is dopamine. Dopamine is een stof die hoort bij het beloningssysteem van de hersenen. Soort van 'boodschapperstofjes' die in de hersenen informatie van de ene naar de andere zenuwcel overbrengen. *Ja, dit moet je vaker doen!* en *Nee, dit moet je meteen afleren*, dat soort boodschappen. Dopamine zorgt ervoor dat we ons tevreden en beloond voelen. Dopamine wordt vrijgegeven op het moment dat er iets prettigs gebeurt, zoals bij lekker eten, een goed bericht of een compliment. Dit fijne gevoel wil je lichaam zeker blijven voelen en daardoor wordt dopamine vrijgegeven. Wanneer je geen dopamine aanmaakt, voel je je niet gemotiveerd. Zonder dopamine heb je er gewoon geen zin in. Het is dus belangrijk dat je dopamine blijft aanmaken, wil je elke ochtend enthousiast uit bed springen. Hoe je dan dopamine blijft aanmaken, vraag je? Het antwoord daarop bestaat uit drie belangrijke elementen.

Waarom wil je het?

Als je weet waarom je iets wilt, kun je ook veel beter je doelen bepalen en daarvoor gaan. Je voelt je gemotiveerd en enthousiast. In de vorige hoofdstukken heb je al een plan van aanpak gemaakt voor beter slapen, hoe en hoe vroeg je gaat opstaan en wat je gaat doen. Waarom wil je dit allemaal? Niet omdat ik het je verplicht of omdat je denkt: oei, anders wordt Lienke boos op me. Nee, dan had je dit boek allang weggelegd. Je voelt een bepaalde motivatie in je borrelen en je weet dat je meer kunt bereiken in je leven. Stel jezelf eens de vraag waarom je meer tijd voor jezelf wilt hebben. Is dat omdat je bijvoorbeeld als doel hebt volgend jaar de marathon te rennen en nu meer tijd hebt om elke morgen daarvoor te trainen? Wil je de fitste mama worden voor je kinderen en wil je daarom nu elke morgen trampolinespringen? Wil je eens uit je comfortzone stappen en 's ochtends een andere sport uitproberen of wil je juist elke morgen opstaan om eindelijk eens rust te vinden in je drukke leven met een wandeling in het bos? Als je het antwoord op de waarom-vraag helder voor ogen hebt, zal je motivatie continu hoog blijven. Door hier hardop over te praten met jezelf of het antwoord op papier te zetten, wordt het steeds duidelijker voor jezelf. Als je die vraag goed weet te beantwoorden kun je een actieplan maken, want je wilt er volledig voor gaan als je er echt *excited* door wordt!

"THE QUESTION YOU SHOULD BE ASKING ISN'T 'WHAT DO I WANT?' OR 'WHAT ARE MY GOALS?' BUT 'WHAT WOULD EXCITE ME?'"

– Timothy Ferriss (auteur *Een werkweek van 4 uur*)

Een doel voor ogen

Zoek iets waar je gelukkig van wordt, en maak dat je doel. Als je de waarom-vraag hebt ingevuld, is het heel makkelijk om een doel te vormen. Als jij bijvoorbeeld denkt elke morgen naar de sportschool te moeten terwijl je daar een hekel aan hebt, puur omdat ik of je vriendin dat ook doen, dan ga je nooit motivatie vinden. Pak een doel dat jij écht tof vindt, want waarom zou je überhaupt eerder opstaan voor iets wat je niet leuk vindt?

Make it SMART. Op mijn opleiding moest ik elk doel tot in de details SMART formuleren. Helemaal uitgedacht en uitgekauwd, totdat ik het volledig kon dromen. Hoe duidelijker, hoe beter. En dan niet beginnen met: *Het zou fijn zijn als ik...* Nee, duidelijkheid. Wat is je doel en wanneer ga je dat halen en meten? Nu ben ik daar mijn opleiding onwijs dankbaar voor, want het geeft duidelijk aan wat voor doel je hebt en hoe je dat gaat meten. SMART staat voor:

- Specifiek (Wat is je doel?)
- Meetbaar (Hoe kun je het doel meten?)
- Acceptabel (Accepteren dat dit je doel wordt voor de komende tijd: focus!)
- Realistisch (Is het doel haalbaar?)
- Tijdgebonden (Wanneer is je doel bereikt?)

Voorbeeld 1

Anne wil elke morgen om 6.00 uur opstaan om te gaan hardlopen. Haar doel is om tien kilometer onafgebroken te kunnen rennen. Ze focust zich hier elke ochtend op, zodat ze over vijf maanden kan meedoen aan een hardloopevenement. Ze staat al jaren langs de kant te kijken, en ze wil nu graag eens zelf ervaren hoe het is om over de streep te rennen. Haar SMART-doel is dat ze over vier maanden onafgebroken tien kilometer kan rennen en de laatste maand focust op snelheid. Ze kan al vier kilometer onafgebroken rennen, dus ze weet zeker dat het hardloopevenement een realistisch doel is.

Voorbeeld 2

Jeroen wil de fitste vader ooit worden en heeft voor zichzelf een streefgewicht bepaald. Hij moet nog vijftien kilo afvallen om op het streefgewicht te komen. Aangezien hij een dochtertje van twee jaar heeft en zijn vrouw nu enkele maanden zwanger is, heeft hij weinig tijd om overdag veel aan sport te doen. Zijn doel is om de wekker een uur eerder te zetten dan normaal, om nog voor zijn vrouw en dochter wakker worden te gaan sporten. Hij besluit om een spinningfiets aan te schaffen en gaat elke morgen een uur aan de slag. Het doel? In vijf maanden tijd vijftien kilo afvallen. Na de eerste maand zorgt hij voor een diëtiste om zijn voeding onder de loep te nemen. Alleen dan zal het doel realistisch worden, want Jeroen weet dat afvallen 80 procent voeding is en 20 procent sport.

Maar denk ook terug aan mijn eerdere verhaal: bikinifitness, omdat het eerder opstaan niet meer moeilijk was. Soort van *what's next?* Ik formuleerde mijn eigen doel als volgt: over vier maanden (de wedstrijd was op 12 december 2015) op het podium staan voor een wedstrijd in de categorie bikinifitness, waar ik voor de winst ga.

Noteer op pagina 213 de waarom-vraag en je SMART-doel.

Support

Zonder een motiverende omgeving zul je nooit lang je motivatie vast kunnen houden. Wij als mensen zijn gemaakt om gestimuleerd te worden, complimenten te ontvangen en opbouwende kritiek te krijgen om te kunnen groeien. Hoe goed je jezelf ook kunt motiveren, ook jij moet een keertje horen dat je goed bezig bent. Je hebt mensen nodig die je steunen, die je begrijpen en die je helpen om je doel te behalen. Mis je die steun uit je omgeving? Het kan zijn dat je erachter komt dat je huidige omgeving niet meer goed voelt en je liever op zoek gaat naar een nieuwe sociale fundering.

In de afgelopen zes jaar heb ik een grote verandering gemaakt in mijn sociale fundering. Dit komt doordat ik van een avondmens in een ochtendmens veranderde en daardoor als persoon opeens andere interesses en behoeftes kreeg. De maanden nadat mijn vrienden en ik uit elkaar groeiden heb ik daar veel verdriet van gehad. Mijn hart was gebroken. Lag het aan mij? Ben ik niet leuk genoeg? Ben ik op een negatieve manier veranderd? Wanhopig probeerde ik duidelijkheid te krijgen, maar toen mijn beste vriend aangaf dat we uit elkaar waren gegroeid, begon ik opnieuw te razen. Hoezo? Wat was er veranderd? Ik ben nog steeds dezelfde, ik wil alleen wat eerder naar bed en eerder opstaan om te sporten. Het voelde alsof ik een nieuwe passie had gevonden waar mijn beste vriend niet mee kon dealen, en ik snapte niet waarom. We waren als broer en zus, onafscheidelijk tijdens mijn studiejaren. Samen eten, samen studeren, samen bier drinken, samen dronken door Utrecht fietsen en samen onze eerste serieuze relaties krijgen. Maar nu ik terugkijk op deze periode begrijp ik het heel goed. Ik besloot vaker om een drankje minder te nemen, eerder naar huis te gaan of een avond uit te skippen, omdat ik liever de volgende dag ging sporten. Hij had geen maatje meer met dezelfde avondplannen.

Zo'n situatie is lastig; je wilt je omgeving niet teleurstellen en schommelt tussen je nieuwe leven en je oude leven. Wellicht besluit je dan toch mee te gaan om je vrienden blij te maken, maar de volgende ochtend baal je dat je zo laat bent gaan slapen. Je moet onwijs sterk in je schoenen staan om de keuze te maken een nieuw sociaal fundament om je heen te creëren. Dit kost tijd en kent veel pieken en dalen, maar het belangrijkste is dat je jezelf kunt zijn, bij wie dan ook. Als dat niet meer het geval is, dan zit het niet goed.

De maanden na mijn eerste sportieve ochtenden was ik veel alleen; mijn vrienden zag ik weinig. Ik voelde me niet meer welkom en ik vond het wel prima om op mezelf te zijn. Diep vanbinnen was ik verdrietig, maar mijn sportieve ochtenden gaven me houvast. Juist door altijd troost te zoeken bij mijn energieke ochtenden kwam ik algauw bij mensen die me wel begrepen. Die samen met mij gingen sporten en uren met me konden praten over hoe mooi een ochtendroutine kan zijn. Maar ook met een vriendin die totaal niets met de ochtend had, maar wel openstond voor één drankje in plaats van zes, bouwde ik een nieuwe band op. Ik leefde weer op en ik voelde me, inclusief mijn ochtendroutine, geaccepteerd door mijn nieuwe omgeving.

Op een gegeven moment merk je dat je nieuwe mensen om je heen krijgt die je levensstijl accepteren, adoreren en gaan navolgen. Hoe oud je ook bent, je vindt altijd nieuwe mensen om je heen die je gaan begrijpen. Als het goed zit, hoef je niet te trekken aan vriendschappen. Dan gaan ze vanzelf, zonder moeite. Neem bijvoorbeeld Milou, mijn beste vriendin, die ik pas na jaren echt een vriendin ging noemen. Ze wilde mijn ochtendenthousiasme ook ervaren en vroeg jaren geleden of ze met me mee mocht. Ik vond het leuk dat ze het vroeg, maar was niet direct enthousiast. Als ik in de ochtend losga, ben ik vooral met mezelf bezig. Dat is toch helemaal niet leuk voor een ander? Maar het duurde niet lang of we gingen elke maandag samen trainen en koffie drinken. De ene keer gingen we hardlopen met Klaas Boomsma, de andere keer deden we krachtsport bij de Vondelgym. Ze kreeg me zelfs zover om haar favoriete sport te beoefenen: yoga.

Ze vond de ochtend geweldig en was elke week enthousiast dat ze weer mee mocht. Ik was blij mijn maandag met sporten en met een vriendin te beginnen. Met onze slaapkoppies begonnen we samen de week en praatten we al sportend over het weekend. Zo'n vriendschap was dus wél mogelijk. Een vriendin die je begrijpt en zelfs een ochtendmens wil worden om samen tijd door te brengen. Na mijn oude verbroken vriendschappen was ik een stuk voorzichtiger geworden, dus het was voor mij een hele mijlpaal om haar te vertellen dat het voor mij voelde alsof ze mijn beste vriendin was geworden. Zij reageerde alleen maar met: 'Dat wist ik toch allang?'

Familie is weer een heel ander verhaal dan vriendschappen. Die blijven in principe altijd bij je. Als je ineens een switch maakt naar een nieuwe levensstijl, dan mag je leefomgeving dat accepteren. Maar geef hun daar ook de tijd voor, want het is niet zomaar iets. Je wordt vrolijker, energieker, drukker! Je wordt ondernemender, je wilt meer. Blijf erover praten wat je plannen zijn en leg uit waarom je andere keuzes maakt. Laat zien wat je nieuwe levensstijl met je doet en hoe belangrijk het voor je is. Je kunt je familie niet kiezen, maar probeer je familie ook niet dezelfde levensstijl op te leggen. Als je laat zien hoe fantastisch goed je je erbij voelt, dan zullen ze vanzelf dichter naar jou toe bewegen.

Mijn familie keek mij in het begin ook gek aan, behalve mijn ouders natuurlijk, maar steeds meer nichtjes contacten me dat ze nu ook in de ochtend gaan sporten omdat ze zo enthousiast van mij worden. Hoe leuk is dat? Wel pas na vier jaar, maar hé, het is me gelukt! Het kost tijd, maar de kudde volgt vanzelf het voorbeeld. En dat voorbeeld, dat ben jij.

Uiteraard is het niet alleen belangrijk dat je omgeving je steunt, maar ook vooral dat jij jezelf steunt. Motivatie valt of staat met jouw mindset. Het geloof dat je iets kunt en de focus om aan je doelen te werken. Daarom ga ik in het volgende onderdeel uitgebreid in op de manier waarop jij jezelf toespreekt.

Je mindset

Misschien weet je heel goed wat je wilt, heb je een doel geformuleerd én heb je een omgeving die jou support, maar als je niet in jezelf gelooft, is de motivatie ver te zoeken. Of misschien kun je de focus niet houden en word je continu afgeleid door de waan van de dag. Je mindset wordt beïnvloed op verschillende manieren.

Een negatieve mindset

Volgens auteur Gijs Jansen hebben we zo'n 40.000 gedachten per dag, waarvan 70 procent negatief geladen is. Dat we bovengemiddeld negatieve gedachten hebben komt voort uit het feit dat we als mens geprogrammeerd zijn om vanuit emoties te reageren. Het hielp ons namelijk om te overleven toen er nog tijgers op de loer lagen in de bosjes. Door continu te denken aan mogelijke gevaren om ons heen (Zit er een tijger in de bosjes? Niet? Daarachter dan?) beschermden we onszelf en hielden we onszelf in leven. Angst, pijn, depressiviteit, onzekerheid en negatief denken zijn voor ons nu eenmaal makkelijker dan positief denken: het zit in onze genen.

Tegenwoordig liggen er geen roofdieren meer op de loer, maar we ervaren wel meer emotionele stress. We zijn bang dat er een boze e-mail in onze inbox zit, dat we financiële tegenvallers krijgen, of we nog wel leuk genoeg zijn, of we wel alles uit het leven halen, en we zijn soms bang om vriendschappen te verliezen. We twijfelen of we onze ochtendroutines wel kunnen volhouden en of onze sportlegging niet raar zit tijdens het sporten. Hoe groot of hoe klein dan ook, we weten helaas altijd wel een angst te vinden die onze gedachten kan vullen.

Negatieve gedachten hebben is een van de meest voorkomende redenen dat mensen stoppen met hun ochtendroutine. Ze zijn even gemotiveerd, maar vallen algauw terug in negatieve denkpatronen. Hun gedachten overtuigen hen om niet in zichzelf te geloven.

Jij bent zo sportief, Lienke, ik ben al blij als ik überhaupt mijn bed uit kom voor mijn werk.

en

Jij doet dit al jaren, elke morgen eerder opstaan om te sporten, maar ik hou het nooit lang vol, het lukt me gewoon niet.

Behalve veel positieve berichten ontvang ik ook weleens de twijfels van mijn volgers. Het is begrijpelijk, maar met zo'n mindset kom je natuurlijk nergens. Sterker nog, het weerhoudt je er misschien zelfs van om te beginnen. Daarom wil ik eerst één ding rechtzetten: je gaat soms falen en dat is prima. Er zullen dagen tussen zitten dat je geen zin hebt om door te pakken, maar je moet jezelf wel de kans geven.

Zelfacceptatie

Lukt het een keertje niet? Dat kan gebeuren. Ik sta ijzersterk achter mijn veelgebruikte uitspraak 'niet zeiken, gewoon doen', maar ook ik heb soms mijn mindere dagen. Het is daarom belangrijk dat je jezelf accepteert zoals je bent en situaties zoals ze zijn. Ik herinner mezelf regelmatig aan het volgende lijstje, als ik er even doorheen zit.

- Accepteer dat fouten gemaakt mogen worden.
- Accepteer het verleden en focus je op de toekomst.
- Accepteer dat je sommige vrienden mag loslaten.
- Accepteer dat sommige dingen niet gaan zoals je graag wilt.
- Accepteer dat meningen mogen verschillen.
- Accepteer dat je het soms even helemaal niet meer weet.

Soms zit het even tegen, maar alles gebeurt met een reden. Wat belangrijk is, is hoe je ermee omgaat. Jij hebt elke morgen de keuze om eerder op te staan, om te doen wat je leuk vindt. Maar je hebt ook de keuze om te blijven liggen. Dat is de eerste bewustwording waar je aan mag beginnen. Waar doe je goed aan? Voel je dat je lichaam die paar minuten rust vandaag écht nodig heeft? Dat kan natuurlijk. Als je op deze momenten mentaal struggelt met een schuldgevoel, vraag je dan eens af:

- Zou de wereld vergaan als je niet eerder uit bed komt? Nee.
- Zou je gelijk geen conditie meer hebben als je een paar dagen overslaat? Nee.
- Ben je gelijk uit je routine als je een dag overslaat? Nee.
- Heb je nu gefaald omdat je niet eerder uit bed bent gekomen en andere mensen wel? Nee.

Eerlijk is eerlijk, je kunt er spijt van hebben als je later toch denkt: gosh, ik was gewoon wat vermoeider dan de dag ervoor. Ik had best wat strenger tegen mezelf mogen zijn. Maar je kunt ook denken: ja, dit was slim, ik had een rustige ochtend echt even nodig.

De ochtend gaat niet altijd over rozen. Als het eens niet lukt, dan is dat helemaal oké.

Jij hebt de keuze: doorzetten of niet?

Ik weet nog goed dat mijn toenmalige vriend midden in de nacht naar het ziekenhuis moest. De hele nacht was ik in het ziekenhuis en op een gegeven moment begonnen mijn gedachten los te gaan: *Nu heb ik écht een slechte nachtrust, dus ik kan morgenochtend niet sporten. Nu ga ik vast de hele week slecht slapen en ga ik me vast en zeker moe voelen. Oké, dus dat wordt de hele week dan niet sporten?* Ik tierde door het ziekenhuis, ik voelde me ineens het slachtoffer, terwijl hij aan het infuus lag. Ik nam me voor mezelf gauw weer bij elkaar te rapen; soms zijn er ergere dingen aan de hand.

Een ander de schuld geven doen we vaak, maar als je besluit op te geven ligt de echte reden vaak bij jezelf. Lukt het jou niet om uit bed te komen? Je kunt je partner de schuld geven omdat er wederom zo hard werd gesnurkt, maar dat is niet de echte reden waarom je in je bed blijft liggen. Je kunt ook je werkgever de schuld geven, omdat de vergadering extra vroeg begon, maar ook dat is niet de echte reden waarom je ervoor kiest je ochtendroutine over te slaan.

De keuze heb je zelf. Je had bijvoorbeeld oordopjes in kunnen doen, op de bank kunnen slapen of een koptelefoon opzetten. Bij voorbeeld twee had je kunnen aangeven dat het niet mogelijk is om eerder te beginnen, omdat je in de ochtend nu eenmaal andere activiteiten hebt die belangrijk zijn. Als je ochtendroutine echt je prioriteit is, dan ga je ervoor en blok je je agenda.

Je zult te maken krijgen met tegenslagen, maar eigenlijk is juist je ochtendroutine het beste medicijn daartegen. Voorheen skipte ik mijn ochtendroutine direct als het een dag niet meezat. Alles zit toch al tegen, dus ik kan net zo goed in bed blijven, toch? Een nieuwe dag hoefde al helemaal niet meer te komen. Nu zorg ik er juist voor dat mijn ochtendroutine aanwezig is bij tegenslagen. Een energieke ochtend houdt mij op de been en zorgt er sneller voor dat ik weer in een motiverende spirit kom. Hoe chaotisch of hectisch mijn leven ook is, ik hou me vast aan mijn ochtendroutine. Juist mijn eigen ochtendroutine is wat me rustig houdt in moeilijke tijden, waar ik mijn negatieve gedachten en angsten kan uitschakelen en waar ik, nog voor de wereld wakker wordt en de ellende weer begint, even een moment voor mezelf heb.

Als je je ochtendroutine goed hebt ingericht, word je juist blij van deze paar uurtjes, of slechts enkele minuten. Wat zonde om datgene waar je blij van wordt te skippen zodra het minder gaat! Begin gerust een keertje later. Wandel desnoods tien minuten in plaats van je gebruikelijke uur. Maar je gaat wel. In hoeverre je jezelf moet pushen is lastig voor een ander te bepalen, dat is iets wat je voor jezelf moet ontdekken. Als je je been breekt, is het logisch dat het even minder gaat. Het is terecht dat je even overslaat. Zoek naar nieuwe motivatie, dat helpt ook nog voor een beter herstel. Wie weet vind je alsnog de creativiteit om nieuwe manieren te ontdekken om in beweging te blijven (al is het hinkelend).

Oké, leuk, Lienke, hoor ik je denken. Maar soms lukt het gewoon écht niet. Dus kan ik maar beter stoppen met mijn ochtendroutine. Het klinkt allemaal te makkelijk: zelfs met gebroken been gewoon doorgaan, *really?* Je mag mijn boek nu tegen de muur gooien. Dat zal vast een enorme opluchting geven. Je kunt ook tegen jezelf zeggen: 'Rustaaaaagh,' de inmiddels iconische reactie van voetballer Tom Beugelsdijk.

EVERY
MORNING
IS A NEW CHANCE
FOR EVERYTHING.

Focus houden

Je weet wat je wilt, je gelooft dat je het kunt, nu nog doen. Maar juist daar gaat het weleens mis. Gosh, wat maken we het onszelf soms lastig, hè?

Monkey mind

Je herkent het vast wel, van die momenten waarop je gedachten alle kanten op gaan. Ga ik nou wel of niet voor die patat met een (vega)burger in plaats van een gezonde salade? Zeg ik nu tegen mijn baas dat ik niet blij ben met dit project of zet ik toch nog even door? Stel dat ik mijn baan verlies, ga ik dan voor mezelf beginnen? Hoe betaal ik de huur dan? Kom ik nou wel of niet eerder uit bed? Je gedachten kunnen soms op één grote jungle lijken, waarin je makkelijk verdwaalt.

Boeddhisten gebruiken hiervoor de term *monkey mind*: je geest is als een aapje dat soms hysterisch druk kan zijn. Wat betekent dit? Chaos. Heen en weer slingeren aan lianen in die gedachtejungle van jou. Als je weleens hebt gemediteerd of langere tijd op een yogamatje hebt doorgebracht, dan heb je vast al kennisgemaakt met je monkey mind. Het blijkt nog verdomd lastig te zijn om je monkey mind stil te krijgen, maar het is wel belangrijk voor je focus.

Stel: je bent gemotiveerd om elke ochtend eerder op te staan en je opgestelde ochtendroutine te doorlopen. Je weet dat je het kunt, de sportschoenen staan klaar en de wekker is gezet. Yes, je hebt er zelfs zin in! De wekker gaat en je springt vol goede moed onder de dekens uit om de 15-seconderegel toe te passen. *Bliep*. Er komt een appje binnen en je kijkt er gauw even naar. Het is je moeder en ze vraagt of je straks even een boodschap mee kunt nemen als je op bezoek komt. Ja, dat kan wel, maar dan moet je eerst even langs de winkel. En dat wordt lastig, want je moet ook de kinderen afzetten op school. Kan je partner dat niet even doen? Ja, maar hij heeft vandaag ook weinig tijd. Trouwens, de installateur zou ook nog even langskomen. Is er dan wel iemand thuis? God, niet alweer... En hop, daar gaat je motivatie! Je hoofd is al drie stappen vooruitgelopen en jij hobbelt erachteraan. Wat wilde je ook alweer doen? O ja, gemotiveerd aan je ochtendroutine beginnen. Nou goed, misschien morgen dan, nu heb je er geen tijd meer voor...

Gelukkig zijn er momenten op de dag dat je monkey mind nog wat rustiger is. Tijdens je zorgvuldig ingerichte ochtendroutine zijn er nog weinig prikkels. Vooral als je telefoon, laptop en televisie nog uit staan en eventuele kinderen liggen te slapen. Maar je monkey mind wordt gedurende de dag steeds meer gevoed. Een collega herinnert je aan een belangrijke deadline, je kind maakt een vlek op zijn of haar nieuwe shirtje en een vriend vraagt wanneer jullie eindelijk weer eens gaan afspreken. Je monkey mind staat klaar om van wal te steken, met drukte, stress en veel onrust in je hoofd als gevolg. En dat is zonde. Want hoe meer rust je in je hoofd hebt (een chillende monkey), hoe beter je kunt voelen en ervaren waar jouw behoeftes liggen. Een chillende monkey zorgt er ook voor dat je de rust hebt om daadwerkelijk te kiezen voor datgene wat je graag wilt en er niet aan voorbijrent.

De meest voor de hand liggende manieren om je monkey mind onder controle te krijgen is je smartphone, laptop en televisie zo lang mogelijk uit te laten. Als je merkt dat je steeds weer nadenkt over wat er gisteren is gebeurd of wat er nog gaat gebeuren, kan het helpen een korte meditatie te doen. Neem een yogamatje erbij en zet kaarsjes aan. Muziekje erbij. Maak het zo zen mogelijk voor jezelf. Het kan ook helpen om op je ademhaling te letten terwijl je nog in bed ligt. Je monkey mind heeft graag een taak. Door bewust adem te halen, geef je je monkey mind een taak die juist zorgt voor rust en kalmte in plaats van stress en onrust.

Probeer er tijdens het vormen van je ochtendroutine op te letten wanneer je monkey mind begint te roepen. Wat zijn de triggers? Welke reactie geef je vervolgens op deze kreten? Tijdens het vormen van je ochtendroutine ga je na wat goed werkt voor jou en wat niet, maar misschien heb je nu al goede ideeën die je meteen kunt uitproberen. Maakt het zetten van een kopje koffie je kind 's ochtends wakker? Begin dan eerst aan je leesmoment en drink daarna pas een bakkie pleur. Staat je partner tegelijkertijd op en leiden zijn of haar geluiden je af? Koop een noisecancellingkoptelefoon om je echt even af te sluiten.

Afleiding verbannen

Wat zijn afleidingen toch vervelend. Ik ervaar dit maar weer al te goed bij het schrijven van dit boek. Zelfs nu ik deze eerste zin heb opgeschreven, open ik alweer mijn telefoon voor social media. Ook al zit ik op Bali en ligt iedereen in Nederland te slapen. Snel draai ik hem weer om, doe mijn koptelefoon op en hoor direct weer de focusplaylist van Spotify. Ik typ weer door. In mijn ooghoeken zie ik twee jonge Balinese kinderen voetballen. Wat ziet dat er leuk uit. Een hond probeert de bal te pakken en springt tussen hen in. Het lijkt net lummelen, een spel dat ik vroeger altijd speelde.

O ja, focus!

Maar wacht, ik wilde ook nog even kijken naar mooie planten voor in mijn nieuwe huis als ik terug in Nederland ben. Hmm, ik zit even niet lekker, kleermakerszit? Hé, lekker, water, even een slokje nemen! Jeetje, wat voel ik me toch gelukkig hier op Bali, moet ik niet hier gaan wonen?

Nu ik dit typ, zit ik bij een Balinese *co-work* in Canggu. Ik heb uitzicht op de straat, naast mij zijn ze een nieuw gebouw aan het bouwen en de boormachine is bijna luider dan mijn Spotify-lijst. Ik zit met mijn rug naar de ingang en kan het niet laten af en toe te checken of niemand me laat schrikken. Afleiding. Letterlijk alleen maar afleiding. En zo ben ik al een halfuur bezig om deze alinea te tikken. Alsof het boek er op deze manier komt.

Tegenwoordig creëren we zoveel afleiding voor onszelf: telefoon, social media, geluiden, gebeurtenissen, stress en angsten. Wellicht heb jij kinderen die voor de allergrootste afleiding zorgen. Zodra je je ogen opent, open je ook je ogen voor afleiding. Wanneer je eindelijk in je concentratie zit, met volle focus op je ochtendroutine, komt je kind met een autootje aanlopen en rijdt ermee over je arm. Maar ook wanneer je ruzie hebt met bijvoorbeeld je partner, kun je continu met je gedachten bij deze vervelende situatie zitten in plaats van focus te hebben op datgene wat je doet. Het zijn niet alleen de externe factoren, ook gedachten zorgen voor afleiding.

Afleiding zorgt ervoor dat je minder snel je ochtendroutine gedaan krijgt, niet gefocust bent op wat je doet, waardoor het ook lastig is om te peilen waar je nou motivatie van krijgt. Je gaat maar door, zonder erbij stil te staan. Vervolgens zijn je gedachten bij wat je wilt ontbijten terwijl je bezig bent met je work-out. Ben je aan het eten maar zit je op je mobiel het nieuws te checken. O, je ontbijt is ineens op. Zo kan het niet langer. Hier volgen een aantal van mijn favoriete tips als je wilt afrekenen met aandachtstrekkers.

Tips voor volle focus

- Schrijf voor het slapengaan op wat er door je gedachten spookt. Dit zorgt ervoor dat je alles van je af schrijft en daardoor sneller inslaapt en rustiger kunt slapen.
- Vraag aan je omgeving om je niet te storen tijdens je ochtendactiviteit. Zelfs kinderen zullen hieraan wennen als je het elke dag herhaalt.
- Laat je mobiel in een andere kamer.
- Beloon jezelf met vijftien minuten socialmediatijd of iets anders achteraf.
- Gebruik muziek om gefocust te blijven.
- Schrijf op wat je frustreert en hoe je dit kunt oplossen. Kun je het niet oplossen? Laat het dan voor nu even los.

Ga naar pagina 214 en schrijf drie acties op die je gaat nemen om een optimale omgeving te creëren voor een rustige monkey mind.

Toch last van een dipje?

Soms heb je er gewoon even geen zin meer in. Alles zit tegen, en je hoofd staat bepaald niet naar eerder opstaan. Daarnaast lukt het niet op je werk of studie, heb je de laatste tijd wel erg vaak ruzie met je vriend of vriendin, en de buren zijn al weken aan het verbouwen, waardoor je slecht slaapt. Kortom: deze dip is *pretty serious*. Je motivatie is weg en je weet even niet meer wat je leuk vindt door alle tegenslagen. Op die momenten is het goed om te analyseren wat er nu eigenlijk is gebeurd. Is er iets voorgevallen waardoor je motivatie weg is? Ging het plotseling of juist heel geleidelijk? Als je voelt dat je motivatie is weggeëbd, stel jezelf dan eens de volgende vragen:

- Wat voor tegenslag heb je waardoor je motivatie weg is?
- Hoe voel je je door de tegenslag?
- Hoe kun je deze tegenslag oplossen?
- Hoe kun je deze tegenslag omzetten in iets positiefs (een les) om je motivatie langzaam op te bouwen?

Schrijf de antwoorden op in een boekje en kijk of er iets uit springt. Is het niet meteen duidelijk? Herhaal deze opdracht dan een paar keer om te zien of je patronen ontdekt. Vroeg of laat komt de reden vanzelf bovendrijven. Wellicht zul je niet direct alle antwoorden hebben, maar door er bewust mee bezig te zijn, zul je sneller inzien dat uit elke tegenslag een les te halen valt. Je leert meer over jezelf en dat zal je uiteindelijk sterker maken.

De motivatierotonde

Wil je graag precies weten wat jou momenteel wel of niet motiveert? Zodat je meer energiegevers in je leven kunt brengen en alles wat jou energie kost kunt elimineren? Dan heb ik een leuke opdracht voor je. Het maken van een motivatierotonde geeft jou inzicht in je leven, motivatie, dromen en doelen. Deze motivatierotonde was trouwens mijn eindopdracht op de middelbare school. Ik wilde toen al graag inzicht krijgen in mijn motivatie en demotivatie om beter te ontdekken wat ik belangrijk vind in het leven. Stiekem had ik toen al een deel van mijn boek geschreven!

Het is vrij simpel: je pakt een groot stuk papier en je tekent een cirkel. Het is handig om een groot papier te pakken of een paar vellen A4 aan elkaar te plakken. Je snapt al waarom: het is niet zomaar een rotonde. Het is een rotonde waar je jouw leven op gaat tekenen, om inzicht te krijgen welke wegen motiveren en welke absoluut niet. Die wegen ga jij straks afsluiten of ombuigen naar een nieuwe weg.

Beeld je in dat je zelf in het midden van de cirkel staat: je bent het middelpunt van je eigen motivatierotonde. Vervolgens teken je verschillende afslagen. Je kunt eventueel elke afslag een eigen kleur geven, het is maar net hoe mooi en creatief je je rotonde wilt maken. Je hebt op je rotonde afslagen voor:

- Afslag 1: familie / gezin / relatie / vrienden
- Afslag 2: carrière / werk / opleiding / cursussen
- Afslag 3: persoonlijke hoogtepunten en dieptepunten
- Afslag 4: vrijetijdsbesteding / sport
- Afslag 5: dromen / wensen

Elk van deze afslagen krijgt weer zijwegen die bij het thema van de afslag horen. De eerste afslag krijgt allemaal zijwegen met de namen van je familieleden, vrienden, eventuele partners en kinderen, enzovoort. Zo kun je wellicht ineens twintig zijwegen hebben.

Schrijf iedereen op die in je opkomt zonder al te lang nadenken. Ook al denk je ineens aan een oom die je al jaren niet hebt gezien: ook deze oom krijgt een eigen afslag. Hetzelfde geldt voor jeugdvrienden die je al twintig jaar niet hebt gesproken. Zo neem je bij de tweede afslag ook alle minicursussen mee, ook al zijn ze jaren geleden voltooid en lijken ze nutteloos voor je huidige carrière. Alles wat in je opkomt is goed. Als je een paar dagen later ineens nog een hoogtepunt of een dieptepunt bedenkt dat je belangrijk vindt, maak je een nieuwe zijweg voor deze afslag. In no time heb je je leven in vijf belangrijke wegen verdeeld. Een *roadmap* van je leven tot nu toe, met wegen die je al hebt bewandeld of de vijfde afslag die nog openligt om mooie nieuwe zijwegen te tekenen.

Haal eenmaal getekende zijwegen nooit weg. Ze vertellen, ondanks het feit dat je een bepaalde zijweg nooit meer zult bewandelen, iets over jezelf. Het is een onderdeel van je motivatierotonde geworden en wie weet wil jij over een tijdje die zijweg toch eens opnieuw ontdekken. Er zat toentertijd iets in wat je triggerde, dus je weet maar nooit. Je zult halve wegen tekenen, wegen waar je ooit aan begonnen bent maar die je nooit hebt afgemaakt. Wegen die er nogal verlaten bij liggen of doodlopende wegen zijn geworden. Dat is oké. Je verandert als mens qua interesses en behoeftes en je probeert juist uit te zoeken welke wegen je wel wilt bewandelen.

Het tekenen helpt je niet alleen om overzicht te creëren, maar vooral om te voelen. Je zult snel merken bij welke afslagen je positieve gevoelens ervaart en bij welke afslagen het enthousiasme je meteen vergaat. Dit doe je op de volgende manier. Het helpt om een pion van een spelletje erbij te pakken. Of nog beter: de auto van Monopoly. Dan maak je je rotonde helemaal top qua visualisatie.

Die auto of pion, dat ben jij. Je staat op het midden van je rotonde en stelt jezelf de volgende vraag:

- Welke afslag ga ik op dit moment het liefst in?

Kies voor de eerste afslag waar jij enthousiast van wordt en rij er rustig in. Bij elke zijweg die je tegenkomt vraag je opnieuw aan jezelf:

- Word ik enthousiast (+), heb ik niet echt een gevoel (+/-) of voelt deze zijweg helemaal niet fijn (-)? Met potlood kun je bij elke afslag en zijweg aangeven hoe je je voelt.

Je brengt niet alleen heel bewust in kaart welke wegen je al hebt bewandeld, maar ook wat je nu doet en waar je naartoe wilt. Met de motivatierotonde verhelder je twijfels en probeer je vraagstukken te ontrafelen. Zo ontdekte ik in 2016 dat ik helemaal klaar was met krachtsport, en dat deze weg die maandenlang een + had gekregen nu een eerste - kreeg. Ik voelde me anders toen ik door deze zijweg van afslag 4 reed. *Ik hou toch van sporten? Dit is toch wat ik elke ochtend doe?* Door mijn rondjes over de motivatierotonde te lopen, kwam ik erachter dat ik eigenlijk heel graag de zijweg van zwemmen in wilde, die ik de afgelopen maanden niet in was gereden. Ik had het al een tijdje niet gedaan en was zo druk bezig met de weg van krachtsport te bewandelen, dat ik helemaal geen oog meer had voor andere zijwegen. Wellicht is afslag 3 best een pittige voor je, maar door elke keer stil te staan bij al je diepte- en hoogtepunten, zul je gaandeweg merken dat een dieptepunt een nieuwe zijweg voor je heeft geopend en je heeft gemaakt waar je nu staat.

Weet je even niet welke afslag je motivatie geeft? Dan blijf je lekker rondjes rijden op je rotonde. Je rotonde is neutraal, je hoeft niet op te schieten. Je mag zoveel rondjes rijden als je wilt of na een afslag weer teruggaan naar het midden. Pak op verschillende dagen je rotonde er weer bij en je zult merken dat het steeds makkelijker wordt. Je motivatierotonde opent ook je ogen voor wat je de afgelopen jaren allemaal hebt gedaan. Het kan je helpen te ontdekken waarom je een tijd geleden een dip kreeg. Zit je nu vast in een dip? Teken dan je dip uit in je motivatierotonde. Je ziet vanzelf dat je zowel links als rechts uit je zijweg kunt komen. Pak je auto van Monopoly en ga op zoek naar een nieuwe leuke weg. Weet je het écht niet meer? Dan heb ik nog een tip: sluit je ogen en gooi je pion of auto op je motivatierotonde. Open je ogen. Op welke weg is de pion geland? Stel dan opnieuw de vragen hoe je je bij die weg voelt en wat je aan die weg wilt veranderen, of kies ervoor die weg opnieuw een kans te geven.

Geef jezelf 66 dagen om te oordelen

De Vlaamse socioloog Theun Pieter van Tienoven deed onderzoek naar routine onder 2.700 mensen. Uit zijn onderzoek bleek dat de dagen van de deelnemers er voor ruim 40 procent hetzelfde uitzien. Ook onze eetmomenten plannen we het liefst op een vast tijdstip. Zo ontbijt 48 procent van de mensen uit het onderzoek elke dag op exact hetzelfde moment. Voor het avondeten geldt dat voor 52 procent van de mensen. Deze taken kosten ons weinig energie als we ze elke dag op hetzelfde moment uitvoeren. We voeren deze taken als het ware uit op de automatische piloot.

Herhaling, ritme en structuur zijn belangrijk voor ons welzijn. Juist een gebrek aan zo'n ritme veroorzaakt stress en een hoop kostbare tijd om jezelf een nieuw ritme aan te leren. Hetzelfde geldt voor een ochtendroutine. Zeer waardevol, maar het komt niet vanzelf. Zeker wanneer je zeer onregelmatig slaapt en dan ook nog ineens eerder wilt opstaan. Het creëren van zo'n nieuwe levensstijl kost tijd. En ik wil dat je er maar liefst 66 dagen voor uittrekt om een duidelijke conclusie te trekken. Pas dan kun je echt zien hoeveel fitter, gelukkiger en energieker je bent geworden. Volgens wetenschappelijk onderzoek van Britse onderzoeker Phillippa Lally deden 96 proefpersonen er tussen 18 en 254 dagen over om een nieuwe routine aan te leren. Het gemiddelde werd 66 dagen, dus ruim 2 maanden.

Dit onderzoek wordt vaak aangehaald in boeken over gedragsverandering; zo ook in het boek *The 5 AM Club* van bestsellerauteur

Robin Sharma. Let er wel op dat dit een gemiddelde is; wellicht heb jij binnen enkele weken al de ochtendroutine onder de knie.

Lukt het na 66 dagen juist nog steeds niet om je nieuwe ritme aan te leren? Dan kunnen er drie dingen aan de hand zijn: je leeft te ver van je biologische klok af en moet je gewenste schema bijschaven, je hebt wellicht echt slaapproblemen of andere privéomstandigheden die je uit je slaap houden, of je valt in het kleine deel van de bevolking dat een extreem avondmens is.

Robin Sharma deelt de 66 dagen op in drie onderdelen: *destruction, installation* en *integration*. Die eerste fase is vooral mooi om uit te lichten: je moet je huidige gewoontes verwoesten. De eerste dagen zijn het zwaarst, en gaandeweg merk je steeds meer momenten waarop het automatisch wordt. Het wordt een routine, net als fietsen en autorijden. Dat kost tijd. Als het makkelijk was geweest, dan stond iedereen wel eerder op om aan zichzelf te werken. Ik zocht een avondmens bij wie ik een experiment mocht doen, gericht op de 66-dagenverandering. Ik vond Lisa.

Lisa was een tijd erg moe en wilde graag wat meer energie. Ze ging als experiment om 23.30 uur naar bed en zette haar wekker om 6.30 uur. Ze werd zelden wakker voor de wekker. Ze gaf wel eerlijk toe dat ze in de avond nog erg druk was met werk en tot de laatste minuut nog achter haar laptop zat. Ik maakte een avondschema voor haar: om 21.30 uur de laptop sluiten en alleen maar ontspanningsactiviteiten doen en om 23.00 uur naar bed.

Week 1 • 23.00-6.30 uur

Lisa probeerde om 23.00 uur te gaan slapen, maar dit lukte niet vaak. Om 6.30 uur ging haar wekker en haastte ze zich naar haar werk. Ze paste alle regels van 'Stap 1: Beter slapen' netjes toe. Ze wilde het serieus aanpakken.

Week 2 • 23.00-6.10 uur

Ik liet Lisa elke dag 20 minuten eerder opstaan om actief te worden. Ze wilde de uitdaging aangaan, dus ik maakte een ochtendprogramma voor haar met work-outs. Haar slaap ging nog niet geweldig, maar we hoopten daar met deze nieuwe routine verandering in te brengen.

Week 3-4 • 22.45-6.10 uur

Lisa ging eerder opstaan en dus ook eerder naar bed. In week 3 en 4 had ze het idee dat ze sneller in slaap viel en beter sliep, omdat ze een bepaald ritme voelde. Het doel van haar ochtendprogramma gaf haar energie en daarnaast besloot ze nog eerder met haar werk te stoppen zodat ze meer melatonine zou aanmaken.

Week 5-6 • 22.30-6.00 uur

In week 5 en 6 had Lisa enkele dips, maar ze besloot wel om door te gaan. Ze was sneller moe en ging eerder naar bed. Ze wilde echter de 20 minuten uitbreiden; ze vond het sporten heerlijk. We maakten samen een 30-minutenprogramma met veel afwisseling, van hardlopen tot aan touwtjespringen.

Week 7-8-9 • 22.00-6.00 uur

In week 7 merkte ze op dat ze zich energieker voelde. Het gevoel van 'dat heb ik alvast gedaan' gaf haar een voldaan en energiek gevoel voor de rest van de dag, waardoor ze in de avond meer kon ontspannen. Dit zorgde ervoor dat ze sneller in slaap viel en zelfs eerder naar bed wilde.

Oud ritme: 23.30-6:30 uur

Nieuw ritme: 22.00-6.00 uur

Het opmerkelijke: Lisa was tevreden, maar besloot toch te stoppen met haar ochtendroutine. Het was een experiment, dus het doel was behaald.
Ze viel algauw terug in haar oude gewoontes.
Na een week belde ze me op: 'Lienke, ik mis de ochtend, ik mis mijn energie en ik ben om 22.00 uur gewoon echt moe. Wil je misschien wat nieuwe 30-minutenschema's maken, en wellicht ook iets van 40 minuten?'

Bam. Een nieuw ochtendmens erbij.

"DON'T **BREAK THE** CHAIN."

– Jerry Seinfeld

Er een gewoonte van maken

'Oké, ik ga vanaf nu elke dag eerder opstaan, *no way back!*' is makkelijker gezegd dan gedaan. Om je te helpen van je voornemen een gewoonte te maken is het goed om eens naar de *Don't break the chain*-methode te kijken. Deze methode helpt je om met jezelf een afspraak te maken en ervoor te gaan, om niet meer te stoppen en vooral een stok achter de deur te hebben.

Don't break the chain

Deze methode komt van de Amerikaanse comedian Jerry Seinfeld. Hij zegt altijd: 'Don't break the chain,' en daarmee bedoelt hij dat je nooit je routine moet onderbreken. Zo schreef Seinfeld elke dag minstens één grap. In zijn appartement hing een grote kalender waarop hij na het schrijven van een grap een groot kruis door de dag zette. Geen enkele dag sloeg hij over. Hij zegt zijn succesvolle carrière (hij verdiende in één jaar 267 miljoen dollar) te danken te hebben aan zijn routine. Door simpelweg zijn routine niet te onderbreken. Als het je even niet lukt om je ochtendroutine door te pakken, om wat voor reden dan ook, kom dan alsnog uit bed maar kies voor een milde ochtendsessie. Maar doe het wel. Een klein beetje is altijd meer dan niets. Als ik wakker word, en ik heb gewoon even echt geen zin om te gaan sporten, dan doe ik alsnog thuis een aantal oefeningen om die adrenaline te voelen en ga ik voor een milde variant. Op YouTube vind je trouwens nog meer uitleg over deze methode van Jerry Seinfeld. Zo'n afvinkschema vind je straks trouwens ook bij je ochtendschema, handig!

Zoals je weet duurt het ongeveer 66 dagen om je je ochtendroutine eigen te maken. Het is een hobbelige weg die je gaat ervaren. Er zijn valkuilen, kansen, nare momenten en fantastische gevoelens; je stapt in een achtbaan die voor 66 dagen blijft gaan. De eerste weken (dag 1-21) zullen onwennig zijn, maar je begint met goede moed. Je hebt de stap gezet en je bent klaar om een ochtendmens te worden en de ochtend voor jezelf te claimen. Je besluit om oude gewoontes te gaan doorbreken. Spreek hardop nogmaals je doel uit, je trigger om juist nú te beginnen met Dear Good Morning. Spreek uit wie je wilt zijn en wat je wilt bereiken. Dat je discipline hebt, dat je het gaat doen en gaat voltooien. De oude gewoontes ga je doorbreken met positiviteit en je bent klaar voor een nieuwe routine. Rond dag 33 zul je merken dat je je nieuwe ritme al aardig onder de knie hebt, dat je niet gauw terugvalt in je oude gewoontes. Dit is hét moment om vooral stil te staan bij hoe onwijs goed je bezig bent. Vier je het wel? Vier je naast al je kleine momenten in de ochtend ook de hoeveelheid dagen dat je zo goed bezig bent? Wat merk je? Merk je dat het al makkelijker wordt en dat je beter slaapt? Mocht dit nog niet het geval zijn, neem dan vooral na deze weken de tijd om stap 1 en 2 te optimaliseren. De achtbaan is voor iedereen anders, en bij elke rit kun je aanpassingen maken.

Houd je het goed vol en zit je ondertussen al ergens tussen dag 44 en dag 66 van je ochtendroutine? Dan mag je vooral even beseffen dat je al anderhalve maand bezig bent meer uit je leven te halen. Al wekenlang omarm je de ochtend en zet je jezelf op nummer 1. Wow, dat geeft mij daadwerkelijk kippenvel, maar het belangrijkste: het mag jou ook kippenvel geven. Een nieuw moment in je leven. Met wellicht enkele hobbels, tegenslagen en demotivatie, maar je bent er. En het zal nu alleen maar mooier en beter worden. Je gekozen ochtendmoment op dag 1 kan te allen tijde aangepast worden, zolang je er maar plezier in hebt. Soms is het goed om te wisselen van sport om ook te ervaren wat het effect van een andere activiteit op je ochtend is. Ervaar je nog meer plezier en hoe staat het met je gestelde doel? No way back, alleen maar één rechte lijn omhoog. Teken desnoods een nieuw afvinkschema als je het nodig hebt, maar ik beloof je dat je tegen die tijd eerder wakker wordt met meer energie. Het gaat vanzelf. Het is een routine geworden.

Maak een moodboard

Het maken van een moodboard is een fijne manier om al je ideeën om te zetten in een visualisatie, en makkelijker door te gaan met de ketting van je fantastische ochtenden. Door elke dag naar je moodboard te kijken, zul je sneller je motivatie vasthouden, dus die kruisjes blijf je makkelijker zetten. Don't break the chain!

Maak een moodboard van alles wat jou inspireert. Dit kunnen quotes zijn, bepaalde personen (kies mij, kies mij), inspiratie qua kleur, beroepen of boeken. Dankzij het maken van een moodboard vraag je jezelf op een creatieve manier naar je dromen en doelen te kijken, waardoor je sneller aanvoelt wat je belangrijk vindt. Elke ochtend werp je een blik op je moodboard, om daarnaast hardop uit te spreken waarom je dit moodboard maakte. Ik praat vaak hardop met mezelf, hele presentaties, hele speeches, maar het helpt mij, samen met mijn moodboard, om duidelijk te krijgen wat ik belangrijk vind in het leven.

Een vriendin van mij, Charlotte, zet de waarom-vraag om in verschillende moodboards. Elk jaar maakt ze verschillende moodboards gericht op werk, privé en dromen. Met tijdschriften, foto's en kranten om zich heen gaat ze aan de slag. Alles wat haar aanspreekt en waarvan ze denkt: dit is wat ik wil, dit inspireert mij. Ze hangt het moodboard boven haar bed en elke avond neemt ze de tijd om ernaar te kijken. Ze wordt er enthousiast van en het geeft haar een rustig gevoel om te gaan slapen, dromend over al haar mooie ideeën van haar moodboard.

Vier je ochtenden en successen

Vergeet nooit stil te staan bij al je successen. Zowel dat het je is gelukt om eerder uit bed te komen als het sporten en het aantal dagen dat je dit al doet. Het zijn de kleine successen die jou uiteindelijk succesvoller gaan maken dan je ooit zult denken. In stap 2 stond ik hier al bij stil, maar omdat het zo onwijs belangrijk is, wil ik het op deze plek nogmaals benadrukken.

Mijn manier om mezelf te belonen voor een fantastische ochtend is door middel van koffiemomentjes in mijn favoriete koffiebar in Amsterdam direct na het sporten.

'Lienke, ik kom zo met champagne, dit moeten we vieren,' zei een vriendin toen ik inmiddels een maand fulltime leefde van Dear Good Morning en het vroege opstaan ineens mijn werk was geworden. Vieren? Ik zat met mijn hoofd al in mijn laptop, omdat ik meteen wilde werken en content wilde creëren. O, vieren, dat is ook zo! Het is niet zomaar iets wat je doet. Ook al was het voor mij al heel normaal geworden om elke morgen te sporten. Nu deed ik het ineens als fulltimewerk, om mensen te inspireren hetzelfde te doen.

Een vriend van mij heeft een ochtendroutinespaarpot. Hij gooit daar elke keer twee euro in als het hem is gelukt om eerder uit bed te komen. Op die manier ziet hij hoeveel ochtenden hij eerder uit bed is gekomen, het is een leuke manier van sparen en uiteindelijk heb je een spaarpotje om iets tofs voor jezelf te kopen.

Onszelf belonen is iets wat we nodig hebben. Het houdt ons gaande. Gun jezelf dat, en geniet ervan. Zie de beloning niet als het doel waarvoor je het doet, maar als ondersteuning voor je doel.

Zorg dat je dat enthousiasme voelt. Het is natuurlijk makkelijk om te zeggen: 'Als je nu 66 dagen eerder op staat, krijg je 1 miljoen.' Dan zou iedereen dat wel doen. Ik ook. Dat geef ik toe. Wat een beloning. Maar die 1 miljoen euro kun je ook omzetten in 1 miljoen rijkdom aan ervaring door zelf een passie te zoeken die jou uit bed laat springen, met precies hetzelfde gevoel als je zou doen voor die 1 miljoen.

Je leven gaat écht naar een hoger niveau getild worden als je op de vroege morgen gaat doen wat je leuk vindt. Hoe geweldig is dat; ik ben even heel enthousiast voor jou, want ik weet wat het je allemaal gaat brengen. Alles wat je doet, wat je graag wilde en wat je nu ook doet, is een succes. Een deel van het grotere geheel. Hoe mooi en trots kun je daarop zijn?

Ga naar pagina 214-216 en maak de resterende opdrachten.
Het zal je helpen om je te motiveren op de momenten dat je er even geen zin meer in hebt. Waar een wil is, is een weg!

Ik ben stiekem ook wel een beetje trots op mezelf. Ik heb meer energie dan ik had verwacht! Dank je wel, je bent een grote inspiratiebron voor mij!

– Romy Braun

Vul je ochtendschema in

Het moment is daar. Het moment waar het hele boek over gaat: het creëren van je eigen ochtendschema. Om dat zo goed mogelijk in te vullen, is het handig om eerst je opdrachten van stap 1 tot en met 4 nog eens goed te bekijken.

Hoe is je slaapkwaliteit geworden na het eerder opstaan? Hoeveel minuten kun je inmiddels eerder opstaan zonder dat je je gedurende de dag moe voelt? Evalueer wat voor jou het best werkt qua slaap-waaktijd en de duur van je sportmoment.

Na deze evaluatie kun je beter beslissen hoe je de komende tijd aan de slag gaat. Achter in het boek vind je een ochtendschema van DGM dat je kunt gebruiken. Je kunt het schema ook downloaden via www.deargoodmorning.com/boek. Handig als je straks klaar bent voor *the next level* en aanpassingen wilt maken. Wellicht wissel je van sportactiviteit of heb je zo snel de smaak te pakken dat je er wat extra minuten aan vastplakt.

Ben je klaar om je nieuwe levensstijl in te richten? Ga dan naar pagina 217-219 en vul je officiële DGM-ochtendroutineschema in.

YES, HET IS WEER OCHTEND!

Wanneer ben je een ochtendmens?

Je bent al even bezig met je ochtendroutine. Het is wellicht met vallen en opstaan gegaan, maar je hebt het gered, je bent eerder uit bed. Hoe weet je dan of je nu een ochtendmens bent geworden? Nou, het is eigenlijk heel simpel. Je hebt een duidelijke ochtendroutine gemaakt. Je staat eerder op om te sporten. Binnen vijftien seconden spring je uit bed, maak je je klaar en ga je met volle focus voor je sportmoment. Je geeft jezelf een schouderklopje en complimenten. Je voelt je enthousiast. Terwijl de rest van het land nog aan het slapen is, ben jij al aan het knallen en aan het werk om fitter te worden. Wat voelt dit goed. Je voelt je niet afgeleid en bent alweer vergeten dat je een halfuurtje (of een kwartier, of een uur... je snapt mijn punt) geleden nog heerlijk lag te dromen. Je bent met volle focus bezig met je ochtendroutine. Wanneer je klaar bent met je ochtendroutine, maak je je klaar voor de dag. Je voelt je wakker en rustig. De ochtend pakt niemand meer van je af en je staat 'aan'. Kom maar op met al die vergaderingen en vervelende telefoontjes, het maakt jou niet zoveel uit. Je bruist van de ideeën en het voelt alsof je iedereen vier stappen voor bent. Je krijgt meer gedaan dan je collega die voor de vijfde keer een bak koffie pakt. Wat is het leven toch fijn!

Op de dagen dat je een dip hebt en het voorheen niet lukte om uit bed te komen, lukt het je nu wel om uit bed te rollen en een rustige activiteit te doen. Wellicht ga je een klein rondje wandelen, maar je komt wel uit bed. Je weet dat ritme belangrijk is en hoewel het nu geen energieke ochtend is, geniet je toch van de extra tijd. Morgen weer een dag, dan proberen we het gewoon nog een keer. Je accepteert de situatie en straft jezelf niet.

Je voelt je alsof je voorloopt op de wereld. Je voelt je succesvol. Je vindt het leven leuk en je hebt er zin in. Je voelt je fit. Energiek. Gelukkig. Je voelt je succesvol.

En daar is het.

Je bent een ochtendmens.

Een sprong in het diepe

Weet je, soms is het goed om in het diepe te springen, om er gewoon voor te gaan. Zelf deed ik dat ook heel spontaan in april 2014: ik werd ineens een ochtendmens, terwijl ik vroeger de ochtend echt haatte. Het moest anders, vond ik, en ik ben nu eenmaal van: niet zeiken, gewoon doen. Dan merk ik vanzelf waar het schip strandt. Mijn schip is overigens nooit gestrand. Dat vaart nog steeds, in de grootste golven, op de grootste oceanen, met de beste kapitein die ik maar kan wensen: ikzelf.

Bouw je eigen schip en begin aan je fantastische ochtendavonturen. Voel de discipline door je lichaam razen, voel je eigen doorzettingsvermogen en ga het simpelweg doen. Dat maakt je als persoon sterker, zelfverzekerder en gelukkiger. Gedraag je als een succesvol persoon, hoe jij wilt zijn, en koppie omhoog. Je gedrag wordt vanzelf omgezet in wie je écht bent: een volwaardig energiek en fit ochtendmens. Het leven dat jij wilt, want jij bent de kapitein van je eigen schip. Jij bent uniek. Met je eigen ochtendroutine, wensen en dromen. Dat maakt jou wie je bent. Jouw ochtendroutine gaat je uniekheid sterker maken door je karaktereigenschappen onder een vergrootglas te leggen.

Dus nogmaals: niet zeiken, gewoon doen. Want zo is het. We kunnen honderd excuses verzinnen om niet eerder uit bed te stappen en een work-out over te slaan, maar daar bereiken we helemaal niets mee. Juist door de ochtend voor jezelf te nemen, loop je vier stappen voor op de rest en zul je meer rust, overzicht en productiviteit ervaren. Ga het doen, begin met #deargoodmorning. Want jij kunt dat. Dat weet ik zeker.

Of je nu 90 procent of 30 procent van het boek wilt gaan toepassen, dat is aan jou. Je leeft je eigen leven en ik deelde met alle liefde mijn verhaal, en mijn veranderingen na het eerder opstaan. Mijn eigen verhaal, mijn eigen enthousiasme en geluk en succes, met onderbouwde theorie. Doe ermee wat je wilt en beloof me: probeer het sowieso, ervaar het, en oordeel zelf.

Sta eerder op, pak die ochtend en geniet. De wereld is fantastisch en elke ochtend krijgen we een nieuwe kans om er iets beters van te maken. Ochtendmensen zijn fitter, gelukkiger en succesvoller. Snap je nu waarom?

Opdrachten – Beter slapen

Datum van invullen: ....

1. Aan de hand van je experiment kun je in de volgende tabel invullen wat je huidige slaap-waaktijden zijn.

	Tijd	**Opmerkingen voor jezelf**
Ik slaap rond		
Ik word wakker om		
Mijn wekker gaat om		
Voor de wekker wakker	JA/NEE	

2. Hoe zou je je slaapkwaliteit op dit moment beoordelen?

SLAAPKWALITEIT

- ☐ Zeer goed
- ☐ Goed
- ☐ Matig
- ☐ Slecht
- ☐ Zeer slecht

Toelichting van je gekozen oordeel

Noteer voor jezelf wat er op dit moment niet goed of juist wel goed aan je slaapkwaliteit is. Onderstreep vervolgens ook de focuspunten die hieruit komen.

Voorbeeld: Ik slaap slecht omdat ik onrustig ben.

Voorbeeld: Ik slaap goed omdat ik mijn slaapkamer goed donker heb.

3. Welke vier verbeterpunten ga jij doorvoeren om je slaap te verbeteren?

	Dit wil ik verbeteren	**Zo ga ik het doen**
1		
2		
3		
4		

4. Om inzicht in je avondroutine te krijgen, noteer je alle avondactiviteiten na het diner. Schrijf per activiteit ook op of je blij bent met deze invulling of liever andere activiteiten kiest in de toekomst.

Avondactiviteit	**Tijd**	**Opmerkingen voor jezelf**

5. Heb je nog andere ideeën over hoe je beter kunt slapen? Schrijf ze hier op!

Opdrachten – Eerder opstaan

Datum van invullen: ....

1. Vul nu in hoeveel eerder jij gaat opstaan. Denk aan de snoozetijd die je nu gaat besparen, maar ook hoeveel minuten voor jou realistisch is om eerder op te staan. Mocht je nog geen idee hebben, begin dan met 15-20 minuten eerder dan je normaal zou doen.

MAANDAG

Mijn wekker gaat nu om

Zoveel extra tijd heb ik

Aantekeningen van de ochtend (evaluatiemoment)

DINSDAG

Mijn wekker gaat nu om

Zoveel extra tijd heb ik

Aantekeningen van de ochtend (evaluatiemoment)

WOENSDAG

Mijn wekker gaat nu om

Zoveel extra tijd heb ik

Aantekeningen van de ochtend (evaluatiemoment)

DONDERDAG

Mijn wekker gaat nu om

Zoveel extra tijd heb ik

Aantekeningen van de ochtend (evaluatiemoment)

VRIJDAG

Mijn wekker gaat nu om

Zoveel extra tijd heb ik

Aantekeningen van de ochtend (evaluatiemoment)

ZATERDAG

Mijn wekker gaat nu om

Zoveel extra tijd heb ik

Aantekeningen van de ochtend (evaluatiemoment)

ZONDAG

Mijn wekker gaat nu om

Zoveel extra tijd heb ik

Aantekeningen van de ochtend (evaluatiemoment)

Op je vrije dagen wijk je nooit langer dan een uur af van je werkdagen om het ritme erin te houden, zodat je slaapkwaliteit en ochtenden optimaal blijven.

2. Je ochtendroutine van wekker tot aan het moment dat je klaarstaat voor je sportmoment noteren per minuut. Mijn voorbeeld vind je op pagina 102. De eerste twee heb ik uiteraard al voor je ingevuld, die zijn voor iedereen hetzelfde!

Tijd	**Activiteit**	**Extra toevoeging**
	Wakker worden	
	15-seconderegel	

3. Een extra opdracht! Maak de belofte aan jezelf nog specifieker en vul in:

Zoveel complimenten wil ik mezelf elke ochtend geven	
Zoveel keer wil ik lachen in de ochtend	
Zoveel schouderklopjes wil ik mezelf geven in de ochtend	

4. Schrijf hier eventueel je extra notities op:

EEN VAN DE MOEILIJKSTE STAPPEN **VAN DE HELE OCHTEND** EN JIJ HEBT HET GEDAAN **BINNEN 15 SECONDEN.**

HELD.

Opdrachten – Fitter worden

Datum van invullen: ....

1. Vul de vijf redenen in waarom jij sporten zo belangrijk vindt.

Reden 1	
Reden 2	
Reden 3	
Reden 4	
Reden 5	

2. Wat zijn je sportactiviteiten voor een week en hoe lang duren ze? Schrijf op en vul later in hoe het ging.

MAANDAG

Sportmoment

Zo lang duurt het

Evaluatie hoe het ging, wat volgende keer beter kan

DINSDAG

Sportmoment

Zo lang duurt het

Evaluatie hoe het ging, wat volgende keer beter kan

WOENSDAG

Sportmoment

Zo lang duurt het

Evaluatie hoe het ging, wat volgende keer beter kan

DONDERDAG

Sportmoment

Zo lang duurt het

Evaluatie hoe het ging, wat volgende keer beter kan

VRIJDAG

Sportmoment

Zo lang duurt het

Evaluatie hoe het ging, wat volgende keer beter kan

ZATERDAG

Sportmoment

Zo lang duurt het

Evaluatie hoe het ging, wat volgende keer beter kan

ZONDAG

Sportmoment

Zo lang duurt het

Evaluatie hoe het ging, wat volgende keer beter kan

3. Bedenk vijf valkuilen en zet elke valkuil direct om in een kans.

Valkuilen	**Kansen**
1	
2	
3	
4	
5	

4. Schrijf hier op wat je verder nog kwijt wilt over jouw sportroutine:

Opdrachten – Gemotiveerd blijven

Datum van invullen: ....

1. Waarom wil je sporten? En wat wordt je SMART-doel?

Antwoord op waarom-vraag	
SMART-doel	

2. Wat worden jouw drie acties om je monkey mind rustig te houden?

Actiepunt 1	
Actiepunt 2	
Actiepunt 3	

3. Hoe ga je successen vieren? Wees creatief; zolang het je helpt om stil te staan bij je vooruitgang en het je energie geeft om nog verder te gaan, zit je goed!

4. Welke motivatietools ga je gebruiken (motivatierotonde, afvinkschema, moodboard) en waar hang je ze op? Hoe meer in het zicht, hoe beter.

Tool	**Deze hang ik op**

5. Kijk nog eens naar je slaapschema en je schema om eerder op te staan. Zit er veel verschil in je evaluatie? Besluit dan om nog eens goed te kijken naar je slaapkwaliteit, je activiteiten, en of je het eerder opstaan terugschroeft naar minder minuten. Zie je geen groot verschil tussen je oude slaap-waaktijden en je nieuwe waaktijd sinds je eerder bent opgestaan? Kijk dan eens of je wellicht nog wat eerder kunt opstaan, zonder dat je slaapkwaliteit drastisch achteruitgaat. Kun je er 15-20 minuten bij sprokkelen? Hoe staat het met je motivatie?

Evaluatie	

Jouw DGM-ochtendroutineschema

Slaap- en waaktijd	
Extra tijd voor sportmoment	
Dit is de reden waarom ik de ochtend goed wil benutten	
Mijn SMART-doel is	

Je kunt de templates hierna gebruiken voor je eerste twee weekplanningen. Wil je de volgende weken anders inrichten? Download het template dan via www.deargoodmorning.com/boek en print het uit of neem het over in een notitieboek. Ik raad je aan per week je planning opnieuw in te vullen, zodat je elke week kleine wijzingen kunt doen om je doel realistisch te houden en aanpassingen te maken waar nodig. Zo hou je motivatie en wordt het makkelijker om er een routine van te maken.

Tijd (deel dit per minuut in)	**Ochtend-activiteit** (15-seconde-regel, wc, ontbijten, tandenpoetsen, tot aan je sportmoment)	**Focuspunt** (compliment, schouderklop, dag door-nemen, warming-up, sporten, geen afleiding)	**Gevoel na de ochtend** (euforie, blij, moe, dubbel, energiek)

Tijd (deel dit per minuut in)	**Ochtend-activiteit** (15-seconde-regel, wc, ontbijten, tandenpoetsen, tot aan je sportmoment)	**Focuspunt** (compliment, schouderklop, dag doornemen, warming-up, sporten, geen afleiding)	**Gevoel na de ochtend** (euforie, blij, moe, dubbel, energiek)

MAKE THE MORNING MAGIC HAPPEN!

Don't break the chain – afvinkschema

De 66 onafgebroken dagen voor #deargoodmorning

1	2	3	4	5	6	7	8	9	10	11
12	13	14	15	16	17	18	19	20	21	22
23	24	25	26	27	28	29	30	31	32	33
34	35	36	37	38	39	40	41	42	43	44
45	46	47	48	49	50	51	52	53	54	55
56	57	58	59	60	61	62	63	64	65	66

"... toen ontdekte ik Dear Good Morning. Jeetje, wat kreeg ik veel motivatie en inspiratie. Dit was dé schop onder de kont die ik nodig had om het roer volledig om te gooien. Ik zet nu mijn wekker om 6.15 uur, om vervolgens meteen te gaan hardlopen."

– Jolise van der Meulen

Succesverhalen

Mijn naam past tussen Oprah, Mark Zuckerberg, Jack Dorsey, Michelle en Barack Obama en Bill Gates. Prima rijtje, waar deze nuchtere Fries bij past. Zo lekker gewoon gebleven, deze meid. Lienke de Jong. De naam die je naast Barack Obama dus nooit mag vergeten. Alle mensen in dit rijtje hebben namelijk iets gemeen. Ze hebben allemaal een ochtendroutine vol beweging, en beweren daardoor succesvol te zijn geworden. Ochtendroutines zijn niet zomaar een trend. Benjamin Franklin (Amerikaans politicus, wetenschapper en bovenal alleskunner), zei rond 1750 al:

'Early to bed and early to rise

makes a man healthy, wealthy and wise.'

We hoeven niet per se de Atlantische Oceaan over te gaan om op zoek te gaan naar succesvolle en energieke ochtendverhalen. Ons kleine kikkerlandje heeft voldoende bewijs hoe succesvol men kan worden door een duidelijk ochtendritueel, lees maar mee.

Klaas Boomsma

'Buiten lopen terwijl de rest van de wereld langzaam wakker wordt is onbetaalbaar.'

Volgens Klaas Boomsma (46) bestaat er niet zoiets als aangeboren ochtend- en avondmensen. 'Wie ervoor kiest, kan een ochtendmens zijn. Als je om 22.00 uur in bed ligt, is om 6.00 uur opstaan helemaal niet vroeg. Het is relatief.'

Een dosis positiviteit

Alle ochtenden van Klaas zien er nagenoeg hetzelfde uit. Hij begint altijd met sport. 'Mijn eerste contact met de wereld bestaat uit het gefluit van vogels en frisse lucht.' Dat is nogal een verschil met hoe het vroeger was. Vroeger was hij gehaast en bleef hij het liefst zo lang mogelijk in bed liggen. 'Ontbijt was koffie en een peuk. Pas toen ik stopte met drinken en drugs gebruiken en volop ging sporten, kon ik echt de ochtend omarmen.' Klaas vindt de wereld 's ochtends het mooist. 'In de lente, zomer en herfst buiten zijn als het net licht wordt is magisch. Dat geeft me energie en voelt voor mij als een injectie positivisme.'

Ochtendroutine

Als Klaas om 6.00 uur gewekt wordt door zijn smartwatch, springt hij meteen uit bed. *You snooze, you lose*, is zijn motto. Sinds twee jaar doet Klaas aan koud douchen. 'Het bevalt me heel goed. Ik ben meteen klaarwakker.' Daarna mediteert hij een halfuur en drinkt een kop koffie, terwijl hij zijn havermout klaarmaakt. Vervolgens is het tijd om op de fiets te stappen naar de Vondelgym om training te geven of om zelf op pad te gaan voor een hardlooptraining. In de zomer gaat de wekker soms zelfs om 5.00 uur. 'Dat doe ik zodat ik na mijn duurloop weer vroeg thuis ben en met mijn vrouw en dochtertje kan ontbijten. Lopen door die stille, wakker wordende wereld is onbetaalbaar.'

Tip: Lees vooral ook het boek van Klaas Boomsma, *Ren voor je leven*.

Renate Debets

'De belangrijkste les? Begin de dag met iets wat jou energie geeft.'

Renate is 51 jaar en al meer dan 27 jaar getrouwd met haar man Henk. Ze heeft zelf geen kinderen, maar wordt door haar neefjes en nichtjes liefkozend 'de gekke tante' genoemd.

Een ongelukkige val

Ze is haar hele leven een ochtendmens geweest, maar ze was zich nooit bewust van hoe belangrijk haar ochtend voor haar is, tot op 30 december 2013 haar leven totaal instortte. Renate brak haar rug door een simpele val van de trap. Er stak een spijkertje uit waarachter ze bleef hangen met haar sok. Twee wervels waren gebroken. Na zes weken platliggen was haar motivatie om vroeg uit bed te stappen weg, voelde ze zich depressief, en ze kwam 43 kilo aan. Er stond haar een lang en slepend revalidatieproces te wachten.

In 2018 vond ze twee nieuwe connecties op social media: diëtist Jonathan Klaassen en Dear Good Morning. Klaassen hielp Renate met afvallen en via Dear Good Morning werd ze geprikkeld om, ondanks al haar pijn, eerder uit bed te stappen en actief te werken aan haar herstel. Ze ving een glimp van mijn ochtendenthousiasme op, en dat zette een knopje bij haar om: *zo energiek en enthousiast op de vroege morgen wil ik me ook voelen.*

Ochtendroutine

Renate staat elke werkdag om 6.00 uur op om te gaan sporten en nieuwe recepten uit te werken voor haar foodblog. Sporten doet ze op haar eigen tempo, maar ze gaat er wel 100 procent voor. Ze stuurde me eens via Instagram een bericht dat ze stiekem heel trots was dat ze langer een plankhouding kon volhouden dan ik. *Je had mijn dochter kunnen zijn, en alsnog ben ik sterker!* Ik was net zo trots als zij dat was.

'De dag beginnen met dat wat je leuk vindt, dat wat je energie geeft, dat is de belangrijkste les die jij me geleerd hebt over de ochtend. Wil mijn rug niet, vooral als het buiten wat kouder is? Dan is bloggen of yoga ook iets wat ik graag doe.'

Rob van de Bergh

'Als ik 's ochtends niet sport, zit ik niet lekker in mijn vel.'

Rob (36) start zijn dag maar liefst vijf keer per week met sport. Die sportmomenten in de ochtend zorgen ervoor dat hij vol discipline aan het werk kan. Zijn twee jonge kinderen (2 en 4 jaar), die 's ochtends aandacht vereisen, vormen volgens Rob geen excuus om niet te sporten.

Geen discipline zonder sportmoment

De sportschool is inmiddels zijn tweede thuis geworden. 'Ik doe krachttraining en cardiotraining. Het liefst zou ik ook meer op de racefiets willen zitten, maar daar komt het helaas niet van. Daarom doe ik één à twee keer per week virtual spinning. Door te sporten kan ik mijn energie perfect over de dag verdelen. Als ik niet sport, merk ik dat meteen. Dan zit ik echt niet lekker in mijn vel. Daardoor mis ik discipline, krijg ik energiedips en gaat mijn conditie meteen achteruit.'

Door zijn werk als freelancekok heeft Rob geen ideaal slaapritme. Sommige avonden is hij thuis, andere avonden werkt hij tot na middernacht. 'Als ik 's avonds niet werk, ga ik om 22.00 uur naar bed. Op late werkdagen lig ik er pas rond 2.00 uur in.' Voor zijn kinderen begint de dag om 7.00 uur, dus voor Rob ook. Altijd. Zijn ochtendroutine is heilig. Zijn wisselende diensten hebben er geen invloed op.

Ochtendroutine

'Ik hou me strikt aan mijn ochtendroutine. Het eerste uur van de dag ben ik er voor mijn kinderen. Ik kleed ze aan, maak een ontbijt voor ze klaar en breng ze naar het kinderdagverblijf en naar school. Dan begint mijn ochtend: eerst sporten, daarna koud douchen, dan ontbijten en vervolgens aan het werk. Voor Rob is een ochtend zonder sport ondenkbaar. 'Voor mij is dit echt de allerbeste manier om de dag te beginnen.'

Maud Jelmersma

'Niet kunnen sporten als alleenstaande ouder is bullshit.'

Dat Maud (41) alleenstaande ouder is van drie kinderen heeft haar er nooit van weerhouden om te sporten. Haar kind in de maxicosi meenemen naar bootcamp is voor Maud heel normaal.

Ze is, in haar eigen woorden, echt een ochtendmens en een enorme stuiterbal. Al haar hele leven sport Maud om haar energie kwijt te kunnen en haar hoofd leeg te maken. Nu ze als alleenstaande ouder door het leven gaat, doet ze dat nog steeds. Vier keer in de week gaat ze naar de sportschool voor HIIT, krachttraining of personal training. Het geeft haar ook weer een hoop nieuwe energie.

Graag genoeg willen

'Ik heb mijn zoon Pepper (6 jaar) sinds zijn geboorte meegenomen naar de gym en bootcamp. Of er nu opvang voor hem aanwezig was of niet. Met iets lekkers te eten voor hem en soms de iPad voor een filmpje is dat prima te doen. Uitleg is belangrijk. Ik vertel hem altijd duidelijk dat het komende halfuur voor mama is. Vragen beantwoord ik daarna weer. Dan krijgt hij alle aandacht. Het heeft ook geholpen om te zeggen dat ik hem ook niet vraag om mijn billen af te vegen als hij aan het voetballen is.'

Ochtendroutine

Maud start de dag altijd hetzelfde, namelijk met een rondje rennen met de hond. Daarna worden de ontbijtjes voor de kinderen klaargemaakt en zorgt ze ervoor dat haar kinderen op school aankomen. In een rechte lijn gaat ze door naar de sportschool. 'Ik ben echt geen leuke en goede moeder als ik niet kan sporten in de ochtend. Ik doe het voor mezelf, maar ook voor mijn kinderen. Zelfs als ik laat naar bed ga door mijn werk, sta ik 's ochtends vroeg naast mijn bed. Ik sta werkelijk elke dag met goede zin op.'

Irene Schouten

'Soms zou ik willen dat ik kon uitslapen.'

Vroeg opstaan zit schaatsster en wereldkampioen Irene Schouten (28) in het bloed. Haar moeder is een ochtendmens. Haar vader is een ochtendmens. En dus is Irene dat ook.

Iedereen aan het werk

Irene groeide op in een boerenfamilie. Terwijl veel Nederlanders rond 7.00 uur rustig wakker worden, was Irenes familie op dat tijdstip altijd al hard aan het werk. 'Heel soms wilde ik nog even blijven liggen, maar ik wist dat de rest van het gezin al aan het werk was. Daar voelde ik me echt niet goed bij, dus sprong ik meteen uit bed.'

Uitslapen zat er nooit in en daarom gaat Irene altijd op tijd naar bed om aan genoeg slaap te komen. 'Mijn ouders hoefden nooit te zeggen: "Irene, je moet naar bed!" Ik kroop er rond 22.00 uur vanzelf in. Alleen als ik op vrijdag- of zaterdagavond een schaatswedstrijd heb gehad, wordt het later. Door de adrenaline kan ik dan slecht slapen.'

Ochtendroutine

Irene slaapt altijd goed en staat daardoor elke dag met een positief gevoel op. 'Ik sta zelf nu altijd rond 7.00 uur op en zet nooit de wekker. Ik heb zo'n goed ritme dat dat niet nodig is.' Nog voor het ontbijt gaat Irene hardlopen. 'Daarna voel ik me altijd topfit. Het geeft me echt een voldaan gevoel. Als ik mijn training weleens naar de avond verschuif door een afspraak in de ochtend, blijf ik de hele dag met die training in mijn hoofd zitten. Dat probeer ik te voorkomen.'

Ook met een andere carrière zal Irene een ochtendsporter blijven. 'Als ik moet stoppen met schaatsen en een vaste baan krijg, zal ik nog steeds 's ochtends gaan sporten. Ik moet er niet aan denken om na een werkdag kapot thuis te komen, te gaan eten, in een dip te belanden en mezelf dan nog naar buiten te moeten slepen om te sporten. Door vroeg te sporten ga ik lekker de dag in. Ik ben de hele dag energiek.'

Jolise van der Meulen

'Ik sta op om mezelf, mijn vader en mijn moeder trots te maken.'

Jolise is 33 jaar, woont op zichzelf, is single en werkt fulltime. Als je vrienden zou vragen hoe Jolise vroeger was, zouden ze direct zeggen: 'Lang leve de lol; feesten, roken en veel drinken.' Toen haar vader vijf jaar geleden aan een hartstilstand overleed, sloeg haar gedrag om. Hij stierf tijdens het hardlopen, zijn favoriete bezigheid.

Meer betekenis geven

Vanaf dat moment wilde Jolise meer betekenis aan het leven geven, gezonder leven, fitter zijn en vooral haar vader trots maken. 'Hij vroeg me vaak mee om te gaan hardlopen, maar ik zei altijd nee. Wat heb ik daar nu een spijt van. De jaren erna zat ik er helemaal doorheen. Ik was mijn vader kwijt en ik voelde me allesbehalve fit en energiek. Daarbovenop kreeg mijn moeder een hersentumor.'

Jolise was zoekende wat ze wilde. In de avond wilde ze toch graag relaxen met haar vrienden of was ze alsnog bezig met haar werk. Ze vond altijd wel excuses om niet te gaan. Toen ze Dear Good Morning ontdekte, kreeg ze inspiratie en dat laatste steuntje motivatie om eerder uit bed te komen om te sporten.

Ochtendroutine

Jolise koos ervoor om het roer om te gooien en zet haar wekker nu rond 6.30 uur. 'Van nachtbraker werd ik langzaamaan een ochtendmens en nu wil ik nooit meer anders. Ook al ren ik nog maar enkele kilometers en moet ik mijn conditie helemaal opbouwen, de ochtenden geven me zoveel energie. Ik wil nu ook yoga en kickboksen weer oppakken.'

Jolises doel met haar ochtendroutine? 'Ooit eens een marathon te rennen. Mezelf, mijn vader en mijn moeder trots maken.'

Dominique Hazeleger

'Niets is beter dan een goede start van de dag.'

Dominique (23) en ik ontmoetten elkaar een jaar geleden. Enthousiast als ik ben, vertelde ik haar alles over mijn Dear Good Morning-ochtendroutine. 'Dat wil ik ook!' riep ze meteen. En zo werd de finalist van Expeditie Robinson 2018 spontaan een gemotiveerd ochtendmens.

Elke ochtend een uitdaging

Dominique staat elke ochtend in de sportschool. 'Ik doe allerlei sporten, omdat ik altijd in ben voor een nieuwe uitdaging. Toch is boksen wel echt mijn favoriet. Na een training waardoor je je armen niet meer omhoog krijgt en je naar adem snakt, heb ik echt een *hyped* gevoel. Ik voel me helemaal voldaan.'

Juist in de ochtend sporten maakt haar gelukkig. 'Een actieve ochtend brengt mij energie en meer productiviteit voor de hele dag. Ik merk het meteen als ik een ochtend niet met sporten ben gestart. Dan ben ik niet vooruit te slepen. Ook vind ik het heerlijk om 's ochtends te zien hoe de wereld langzaam tot leven komt. Het gaat van rust met vogelgeluiden naar chaos waarin iedereen onderweg is naar zijn werk. Dat contrast is tof.'

Ochtendroutine

Dominique zorgt ervoor dat ze elke nacht minimaal zeven uur slaap heeft. Ze gaat tussen 22.00 en 23.00 uur naar bed en om 6.00 uur gaat ze er weer uit. 'Meestal word ik zelfs voor de wekker wakker. Daarna ziet mijn ochtendroutine er altijd hetzelfde uit. Ik eet een halve banaan, kleed me aan en ga meteen naar de sportschool voor een lekkere work-out. Dit is voor mij de allerbeste start van de dag.'

Marie-Louise Colin

'Door te sporten heb ik mezelf gevonden in het leven.'

Marie-Louise (51) stond tot een paar jaar terug elke dag op met een sigaretje en koffie. Na een paar jaar vol dips, psychologen en antidepressiva moest het roer om. Ze ging van verslaafde kettingroker naar fanatieke ochtendsporter.

Mijn man trok me over de streep

Het leven van Marie-Louise bestond uit veel pieken en dalen. Ze rookte als een ketter en dacht daar haar rust in te vinden. Rust vond ze niet. Ze was fulltimehuismoeder, werkte thuis wat uurtjes als coupeuse en ze vond het leven moeilijk. 'Ik vond mezelf lelijk, dik, en was nooit tevreden. Wel was ik altijd een ochtendmens geweest. Een ochtendmens dat opstond omdat ze verlangde naar een sigaretje en koffie...' Ze wilde veranderen: van de ene op de andere dag stopte Marie-Louise met roken en startte ze met veel wandelen. Wandelen werd hardlopen, met als doel vijf kilometer te rennen aan één stuk. 'Eigenlijk vond ik er niks aan. Ik probeerde steeds smoesjes te bedenken: hoofdpijn, ongesteld, te snel na het eten. Je kent het wel. Gelukkig sleurde mijn man me altijd mee. Na de training had ik altijd een goed gevoel.'

Ochtendroutine

Inmiddels is Marie-Louise voedingsassistente en huiskamerbegeleidster op een groep met ouderen met dementie. 'Het is een pittige job met onregelmatige dagen. Een goede planning is *key*. Elke zondag ga ik een uurtje zitten met mijn agenda om een planning te maken van mijn sportmomenten en maaltijden.' Of Marie-Louise nu vrij is of niet, de wekker gaat altijd om 5.00 uur. Na een bakje koffie is ze klaar om te sporten. Wandelen met de honden, een flink stuk hardlopen en krachtoefeningen in de omgebouwde garage. 'Na een douche ben ik weer fris en vol energie om aan het werk te gaan. Dat is zeker met mijn baan in de zorg hard nodig.'

Marie-Louise kan niet meer zonder de ochtend: 'Ik krijg er zoveel energie van. Wat ben ik blij dat deze uit de hand gelopen passie op mijn pad is gekomen.'

Niels Wieringa

'Laat opstaan vind ik echt zonde van mijn ochtend.'

Niels' (21) allergrootste passie is hardlopen. Het liefst in de ochtend. 'Ik kan me niet meer voorstellen dat ik het vroeger heerlijk vond om tot diep in de nacht achter mijn laptop te zitten. Laat opstaan is echt zonde van mijn ochtend.'

Voor Niels is hardlopen een positieve verslaving. 'Het gevoel dat ik krijg als ik lekker aan het rennen ben en kan genieten van de omgeving maakt dat hardlopen is wat ik het liefst doe. Ik kan echt genieten van de rust op straat in de ochtend. Na mijn hardloopronde heb ik echt zin in de dag.'

Verstand op nul en gaan

Moeite met opstaan heeft Niels nooit. Hij is meteen klaar voor een nieuwe dag en kijkt ernaar uit te doen wat hij liefst doet: hardlopen. 'Ik heb een enorm doorzettingsvermogen en probeer altijd het uiterste uit mezelf te halen. Daarom hou ik van intervaltrainingen en het gevoel van "stukgaan". Net als lange en rustige duurlopen. Gewoon lekker verstand op nul en gaan. De voldoening die ik voel na zo'n zware training is echt geweldig.'

Ochtendroutine

Niels is een vroege vogel. Op werkdagen staat hij om 5.30 uur op en is zijn ochtendroutine kort: aankleden, ontbijten en een rustig kwartiertje voor zichzelf met een glas water of een kop thee. Op vrije dagen wordt hij vaak rond 7.00 uur uit zichzelf wakker. 'Dan sta ik meteen aan. Ik begin rustig met een halfuurtje lezen. Daarna neem ik ruim de tijd voor mijn lievelingsontbijt: een kom havermout met een grote kop thee en daarna nog een kop koffie. Dat is voor mij echt lekker wakker worden. Als laatste is het tijd om te sporten.'

Wat een rijkdom als je kunt opstaan om te doen wat je leuk vindt. Niels: 'Het komt echt zelden voor dat ik geen sportieve ochtend heb. Ik sta 's ochtends niet op omdat het moet, maar omdat het weer een nieuwe dag is waar ik enorm van kan genieten!'

BETER SLAPEN

+

EERDER OPSTAAN

+

FITTER WORDEN

+

MEER MOTIVATIE

=

GELUKKIGER **PRODUCTIEVER**

MENTAAL STERKER **FITTER**

SPORTIEVER **ENERGIEKER**

CREATIEVER **MEER FOCUS**

MINDER STRESS **BETER RELATIVEREN**

GEZONDER

Dankwoord

Allereerst wil ik A.W. Bruna Uitgevers bedanken voor het vertrouwen in Dear Good Morning en mijn verhaal. Wat ben ik blij dat jullie redacteur Romy Hermans aan mij gekoppeld hebben om het hele boekproces te begeleiden.

Romy, dank je wel voor je enthousiasme elke keer weer, voor het mij vrijlaten en mij de 'eindbaas' laten zijn over mijn eigen werk. Bedankt voor het vertrouwen, maar ook voor het rustig blijven als ik weer een hysterisch bericht stuurde. Zonder jou was mijn boek niet zo goed in elkaar gezet, heldin! Eigenlijk hadden we samen op de voorkant gemoeten, ha!

Ik wil ook graag Maarten Boers bedanken, mijn literair agent, die al enkele jaren geleden op mijn pad kwam. Heel spontaan belde ik Maarten vorig jaar op: 'Er moet nú een boek komen, anders gaan anderen er met de ochtend vandoor!' Direct ging Maarten aan de slag. Hij heeft al die tijd in mij en mijn verhaal geloofd. Maarten, dank je wel voor je nuchterheid, enthousiasme en kennis.

Dank je wel aan alle experts die tijd maakten en me nog zoveel leerden over mijn favoriete onderwerp: Tim Leufkens (je enthousiasme!), Els Møst en Winni Hofman.

Natuurlijk ben ik ook mijn ouders erg dankbaar. De ultieme ochtendmensen, die een voorbeeld voor me zijn. Zus Pytrik, broer Jelmer en partners Nick en Naomi: dank jullie wel. Jullie hebben me gemaakt tot wie ik ben. Hou van jullie.

Dank je wel aan fotografen Jordi Sloots (voorkant) en Lonneke Noordeloos (zijflap) voor de foto's op het omslag. Geweldig!

Ik wil ook een aantal vrienden bedanken die me onwijs hebben gesupport tijdens dit traject:

Milou Turpijn, jij hoort echt op nummer 1 te staan! Dank voor je enthousiasme, het meedenken en je onvoorwaardelijke steun en liefde. Eleni Hoefsloot, dank dat je Dear Good Morning draaiende hield toen ik midden in mijn boekproces zat, de succesverhalen hebt uitgewerkt en meeging naar Bali, wat gaf dat een steun om te schrijven! Charlotte de Jong, dank dat ik 10-minutenvoicememo's naar je kon sturen en dat je altijd steun gaf wanneer ik dat nodig had. Hans Logtenberg, dank voor je oppeppende woorden en onwijze steun. Branca Methorst, dank dat je als 'avondmens' toch om 5.45 uur mee gaat sporten. Jennifer Mellies, dank dat je me altijd even liet stilstaan bij de kleine successen tijdens het schrijven en me voerde met champagne en zelfgemaakte taartjes. Maaike Foks en Ana Lopez Swinkels voor de geweldige artikelen op Dear Good Morning. En natuurlijk... Hammie!

Last but not least: jullie! Aan alle volgers van Dear Good Morning, dank je wel. Dankzij jullie kan ik doen wat ik het liefst doe. Ik ben gek op jullie! Dank voor het delen van je enthousiasme, elke morgen kijken naar deze gekke drukke kop op Instagram of mijn website. Jullie zijn echt ALLES.

Bronnen

Dr. Winni F. Hofman

Winni Hofman is een van de meest ervaren slaaponderzoekers van Nederland. Al meer dan 45 jaar is ze verbonden aan de Universiteit van Amsterdam. Met haar eigen praktijk Somnio biedt ze online slaaptherapie aan.

Dr. Tim Leufkens

Slaapexpert Tim Leufkens werkt als senior scientist bij Philips Research waar hij onderzoek doet naar technologische innovaties op het gebied van slaap en mentale gezondheid. Hij is als onderzoeker jarenlang verbonden geweest aan de Technische Universiteit Eindhoven en de Universiteit Maastricht.

Dr. Els Møst

Slaapexpert Els Møst werkt als research scientist bij Philips Research, waar ze net als Tim Leufkens onderzoek doet naar de impact van slaap op onze gezondheid. Haar PhD behaalde ze bij het Nederlands Herseninstituut in samenwerking met het VU Medisch Centrum.

Bailey, R. (2013). Human Capital Model [Grafiek]. Geraadpleegd via https://auteurs.allesoversport.nl/wp-content/uploads/2015/12/human-capital-model-overview-def-2700x2500.jpg

'Bewegen is goed voor je brein: 6 bewezen voordelen van activiteit.' (z.d.). Geraadpleegd via https://timemanagement.nl/bewegen-goed-voor-brein/

Bloemhof, L. (2017, 6 april). 'Verstappen gaat voor snelste tijden met de minste jetlags.' Geraadpleegd op 15 februari 2020, via https://www.volkskrant.nl/sport/verstappen-gaat-voor-snelste-tijden-met-de-minste-jetlags~b24ead91/

Coenen, A. (2015). *Het slapende brein* (1e editie). Culemborg: Van Duuren Media.

'Daar zorgen wij voor.' (2019, 31 januari). Geraadpleegd op 25 mei 2020, via https://www.alzheimer-nederland.nl/nieuws/slecht-slapen-oorzaak-dementie

Ecorys (2017). 'De sociaaleconomische waarde van sporten en bewegen.' Geraadpleegd via https://www.kennisbanksportenbewegen.nl/?file=9224&m=1542012897&action=file.download

Fannes, W. (2019, 9 januari). 'De jongen die elf dagen wakker bleef.' Geraadpleegd op 6 februari 2020, via https://www.eoswetenschap.eu/gezondheid/hoe-lang-kan-een-mens-zonder-slaap

Ferriss, T. (2020, 16 januari). 'The Tim Ferriss Show Transcripts: How to Cage the Monkey Mind (#175).' Geraadpleegd op 24 april 2020, via https://tim.blog/2018/06/05/the-tim-ferriss-show-transcripts-how-to-cage-the-monkey-mind/

Fischer, D., Lombardi, D.A., Marucci-Wellman, H. & Roenneberg, T. (2017). 'Chronotypes in the US – Influence of age and sex.' *PLOS ONE*, 12(6), e0178782. https://doi.org/10.1371/journal.pone.0178782

Gooskens, W. & Dool, R. van den (2017). 'Sportdeelname en opleidingsniveau.' Geraadpleegd via https://www.kennisbanksportenbewegen.nl/?file=8054&m=1503652653&action=file.download

Groen, K. (2018, 12 juni). 'Snelle beloning verhoogt motivatie.' Geraadpleegd op 3 april 2020, via https://www.allesoverhr.nl/themas/snelle-beloningen-verhogen-motivatie/

Harvey-Jenner, C. (2019, 2 april). 'Why snoozing your alarm could be damaging your health.' Geraadpleegd op 9 maart 2020, via https://www.cosmopolitan.com/uk/body/health/a26854166/snooze-alarm-snoozing-bad-for-health/

Hirshkowitz, M., Whiton, K., Albert, S.M., Alessi, C., Bruni, O., DonCarlos, L., Adams Hillard, P. J., et al. (2015). 'National Sleep Foundation's sleep time duration recommendations: methodology and results summary.' *Sleep Health*, 1(1), 40-43. https://doi.org/10.1016/j.sleh.2014.12.010

'Human Capital Model.' (2020, 14 februari). Geraadpleegd op 14 februari 2020, via https://www.kenniscentrumsportenbewegen.nl/producten/human-capital-model/

'Human Capital Model: Effecten van sporten en bewegen op verschillende kernwaarden.' (2020, 5 februari). Geraadpleegd op 14 februari 2020, via https://tools.kenniscentrumsportenbewegen.nl/monitoring-en-evaluatie/onderwerp/effecten-van-sporten-en-bewegen/

James, K.W. (2009). 'Journal of Clinical Sleep Medicine.' *Enhancement of Slow Wave Sleep: Implications for Insomnia* (2). Geraadpleegd via https://www.ncbi.nlm.nih.gov/pmc/articles/PMC2824211/pdf/jcsm.5.2S.S27.pdf

Jansen, G. (2013). *Leef!* (3e editie). Zaltbommel: Thema.

John M. Grohol, Psy.D. (2019, 29 mei). 'Need to Form a New Habit? Give Yourself At Least 66 Days.' Geraadpleegd op 18 april 2020, van https://psychcentral.com/blog/need-to-form-a-new-habit-66-days/

Keating, S. (2018, 18 januari). 'The boy who stayed awake for 11 days.' Geraadpleegd op 6 februari 2020, via https://www.bbc.com/future/article/20180118-the-boy-who-stayed-awake-for-11-days

Klaauw, W. van der (2018, 21 juni). 'Goede nachtrust: 7 enorme voordelen (en hoe je ze bereikt).' Geraadpleegd op 7 februari 2020, via https://slaapwijzer.net/goede-nachtrust-voordelen/

Klika, B. & Jordan, C. (2013). 'HIGH-INTENSITY CIRCUIT TRAINING USING BODY WEIGHT.' ACSM's *Health & Fitness Journal*, 17(3), 8-13. https://doi.org/10.1249/fit.0b013e31828cb1e8

Lally, P., Jaarsveld, C.H.M. van, Potts, H.W.W. & Wardle, J. (2009). 'How are habits formed: Modelling habit formation in the real world.' *European Journal of Social Psychology*, 40(6), 998-1009. https://doi.org/10.1002/ejsp.674

Lee-Chiong, T. & Koninklijke Philips N.V. (2020). 'Wake up call: global sleep satisfaction trends.' Geraadpleegd via https://www.philips.com/c-dam/b2c/master/experience/smartsleep/world-sleep-day/2020/2020-world-sleep-day-report.pdf

Loria, K. (2018, 24 augustus). 'Slaaptekort kan dodelijk zijn – dit zijn 29 gevolgen van een korte nacht voor je lichaam en je hersenen.' Geraadpleegd op 2 april 2020, via https://www.businessinsider.nl/slaaptekort-kan-dodelijk-zijn-dit-zijn-29-gevolgen-van-een-korte-nacht-voor-je-lichaam-en-je-hersenen/

Maltz, M. (2016). *Psycho-Cybernetics* (1e editie). Zaltbommel: Van Haren Publishing.

Matt, J. & Banissy, M. (2019). 'Refuse to snooze.' Geraadpleegd via https://s3-us-west-2.amazonaws.com/evesleep/assets/genesis/landing_pages/refuse-to-snooze/the-refuse-to-snooze-report-FINALpdf.pdf

Mattar, L. (2017). 'Effect of 7-minute workout on weight and body composition.' *J Sports Med Phys Fitness*, 1. https://doi.org/10.23736/S0022-4707.16.06788-8

Meulenberg, R. (z.d.). 'Wat is endorfine? En wat doet stress met endorfine?' Geraadpleegd op 18 maart 2020, via https://ruudmeulenberg.nl/stress/wat-is-endorfine/

Monk, T.H., Buysse, D.J., Welsh, D.K., Kennedy, K.S. & Rose, L.R. (2001). 'A sleep diary and questionnaire study of naturally short sleepers.' *Journal of Sleep Research*, 10(3), 173-179. https://doi.org/10.1046/j.1365-2869.2001.00254.x

National Sleep Foundation. (2015). 'How Much Sleep Do We Really Need?' Geraadpleegd via https://www.sleepfoundation.org/articles/how-much-sleep-do-we-really-need?utm_source=social&utm_medium=webpage&utm_campaign=sleeptime&fbclid=IwAR0qCT56ZOA2bSYMq3Evpv5rDZAczs3L_Q-eAtAK84Z2YhJUlWA4iAJxYHg

Pijlman, R. & Oosterhout, M. van (z.d.). 'SMART doelen stellen.' Geraad-

pleegd op 2 mei 2020, via http://www.carrieretijger.nl/functioneren/management/leidinggeven/doelen-stellen/smart
Schuitemaker, A. (2020, 25 april). '6 voordelen van goed slapen.' Geraadpleegd op 6 mei 2020, via https://www.inslaap.nl/begrijpend-slapen/6-voordelen-van-goed-slapen/
'Slaapfasen.' (2020, 31 maart). Geraadpleegd op 8 mei 2020, via https://www.demaakbaremens.org/themas/slapen/slaapfasen/
Universiteit van Amsterdam (2016, 4 mei). 'Slaapproblemen jongeren goed te behandelen met SlimSlapen.' Geraadpleegd op 6 februari 2020, via https://www.uva.nl/content/nieuws/persberichten/2016/05/slaapproblemen-jongeren-goed-te-behandelen-met-%E2%80%98slimslapen%E2%80%99.html?cb
Meijden, W.P. van der, Lindert, B.H.W. te, Ramautar, J.R., Wei, Y., Coppens, J.E., Kamermans, M., Van Someren, E.J.W., et al. (2018). 'Sustained effects of prior red light on pupil diameter and vigilance during subsequent darkness.' *Proceedings of the Royal Society B: Biological Sciences*, 285(1883), 20180989. https://doi.org/10.1098/rspb.2018.0989
Tienoven, T.P. van, Glorieux, I. & Minnen, J. (2017). 'Exploring the stable practices of everyday life: A multi-day time-diary approach.' *The Sociological Review*, 65(4), 745-762. https://doi.org/10.1177/0038026116674886
Velzen, J. van (z.d.). 'Dopamine: het geheim om gemotiveerd te blijven.' Geraadpleegd op 17 maart 2020, via https://man-man.nl/dopamine-gemotiveerd-blijven/
Venkatraman, V., Huettel, S.A., Chuah, L.Y.M., Payne, J.W. & Chee, M.W.L. (2011). 'Sleep Deprivation Biases the Neural Mechanisms Underlying Economic Preferences.' *Journal of Neuroscience*, 31(10), 3712-3718. https://doi.org/10.1523/jneurosci.4407-10.2011
Walker, M. (2018). *Slaap* (1e editie). Amsterdam: De Geus.
'Wat is dopamine?' (z.d.). Geraadpleegd op 23 februari 2020, via https://herseninstituut.nl/het-brein/begrippenlijst/dopamine/
Watson, N.F., Badr, M.S., Belenky, G., Bliwise, D.L., Buxton, O.M., Buysse, D., Heald, J.L., et al. (2015). 'Joint Consensus Statement of the American Academy of Sleep Medicine and Sleep Research

Society on the Recommended Amount of Sleep for a Healthy Adult: Methodology and Discussion.' *Sleep*, 38(8), 1161-1183. https://doi.org/10.5665/sleep.4886

Wiebes, H. (2020, 8 januari). 'Waarom je de dagelijkse sleur juist moet omarmen.' Geraadpleegd op 8 mei 2020, via https://www.mt.nl/worklife/recharge/waarom-je-de-dagelijkse-sleur-juist-moet-omarmen/582025

Woolley, K. & Fishbach, A. (2018). 'It's about time: Earlier rewards increase intrinsic motivation.' *Journal of Personality and Social Psychology*, 114(6), 877-890. https://doi.org/10.1037/pspa0000116

Wright, K.P., Jr., McHill, A.W., Birks, B.R., Griffin, B.R., Rusterholz, T. & Chinoy, E.D. (2013). 'Entrainment of the Human Circadian Clock to the Natural Light-Dark Cycle.' *Current Biology*, 23(16), 1554-1558.